madhavi guemoes

fotos: maria schiffer

makrobiotik

IN FÜLLE LEBEN

100%
RECYCLINGPAPIER

impressum

madhavi guemoes makrobiotik · IN FÜLLE LEBEN

© 2017 Aurum

in J. Kamphausen Mediengruppe GmbH, Bielefeld

1. Auflage 2017

Lektorat Anne Petersen
Gestaltung Kerstin Fiebig [ad-department.de] & Maria Schiffer
Fotos Maria Schiffer [mariaschiffer.com]
Druck & Verarbeitung Westermann Druck Zwickau

ISBN print 978-3-95883-230-5
ISBN eBook 978-3-95883-231-2

Bibliografische Information der Deutschen Nationalbibliothek: Die Deutsche Nationalbibliothek verzeichnet diese Publikation in der Deutschen Nationalbibliografie; detaillierte bibliografische Daten sind im Internet über http://dnb.d-nb.de abrufbar.

Dieses Buch wurde auf 100% Altpapier gedruckt und ist alterungsbeständig. Weitere Informationen hierzu finden Sie unter www.weltinnenraum.de.

Ich habe mich Hals über Kopf in die Keramiken von Tina Kami verliebt. Mir war flink klar, dass ich sie fragen muss, ob sie mein Buch ausstatten möchte. Nichts hätte besser gepasst! Tina stellt in Hamburg unter ihrem Label Uglyduckly Keramik her, die mein Herz berührt. Sie hat ein unglaubliches Gefühl für Ästhetik und Haptik. Dabei liebt Tina das Unperfekte, das Zufällige, was sich auch in ihrer einzigartigen Arbeit der an der Scheibe gedrehten oder von Hand geformten Objekte widerspiegelt. Ihre Keramiken sind inspiriert durch das japanische Konzept Wabi-Sabi, das Tina Kami seit Langem fasziniert. Sie ist Autodidaktin – alle kunstvollen Keramiken sind handgemacht und einzigartig. Ich bin großer Fan und Sammlerin ihrer Objekte. **www.uglyduckly.com**

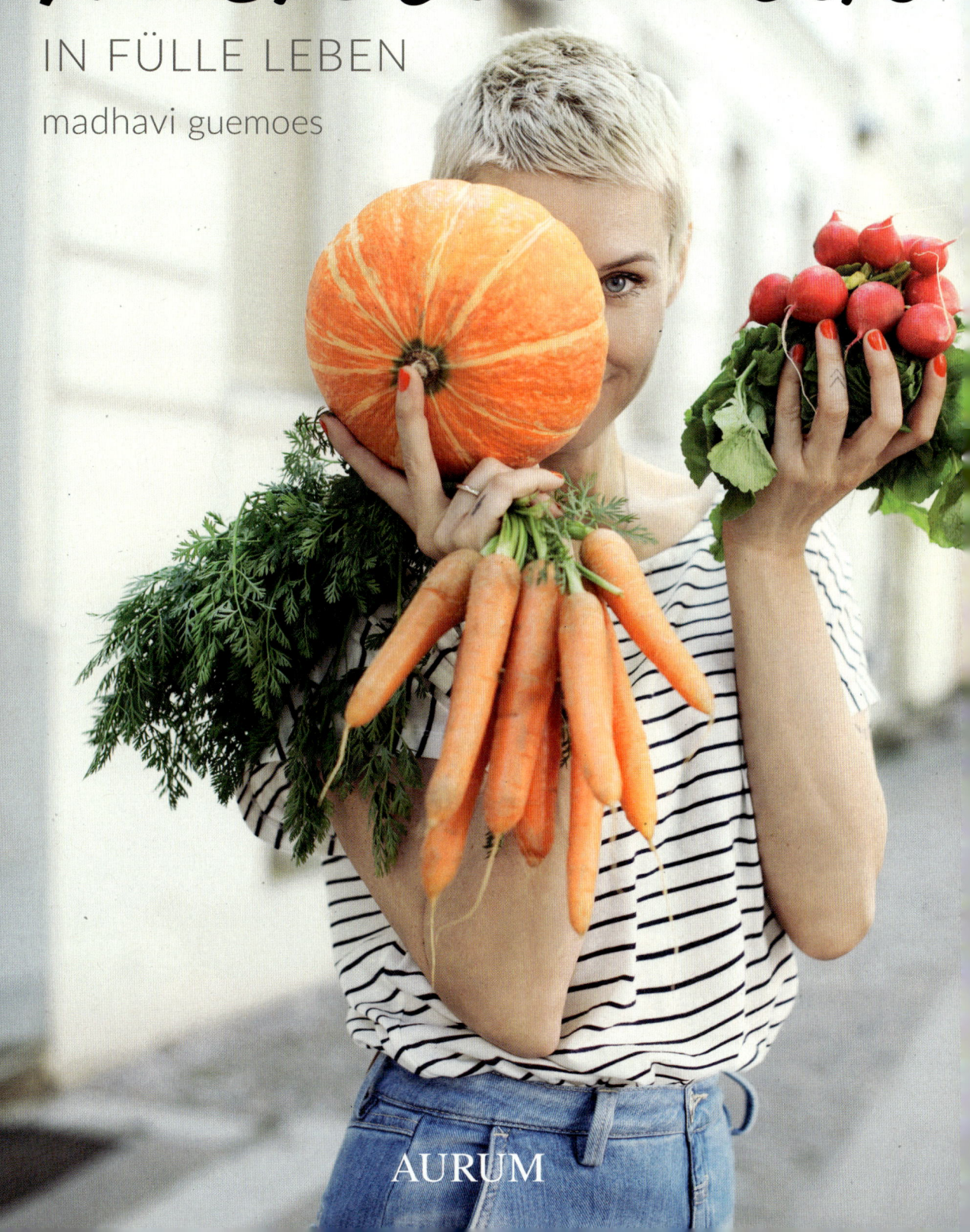

makrobiotik.

IN FÜLLE LEBEN

madhavi guemoes

AURUM

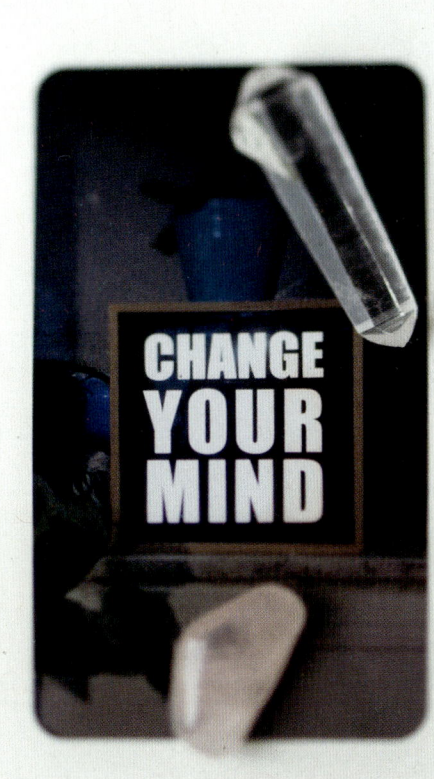

Dieses Buch ist für Dich!

Du kannst dir nicht vorstellen, wie sehr ich mich darüber freue, dass du dieses Buch in Händen hältst. Es ist ein absolutes Herzensprojekt! „Makrobiotik – In Fülle leben" zu kreieren, war eine spannende Reise mit wundervollen Menschen, die Maria Schiffer und mir unglaubliches Vertrauen entgegengebracht, und – vor allem – Freiheit gelassen haben. Und zwar auch bei unserem Ansinnen, das Essen so authentisch und ehrlich wie möglich darzustellen, was uns sehr wichtig war.

Genau darum geht es in der Makrobiotik auch: sich frei, ausgeglichen und erfüllt zu fühlen. Den Raum möchte ich dir eröffnen. Hierbei ist Entschleunigung ein wichtiges Stichwort. Menschen neigen dazu, rastlos durch den Alltag zu hecheln, in Hektik zwischen Tür und Angel zu speisen und sich darüber zu wundern, dass sie ständig gestresst und ruhelos sind. Das moderne Leben mit seiner Hektik und dem dauernden Getöse kann auf lange Sicht hin ein gewaltiges Ungleichgewicht in Körper, Geist und Seele hervorrufen. Alles, was du konsumierst – und damit meine ich nicht nur Essen –, hat Einfluss auf dein Dasein, dein Wohlbefinden.

Mir geht es nicht darum, dich zu optimieren. Mein Buch soll dich dabei unterstützen, einen liebevollen Weg zu Ausgeglichenheit und innerem Frieden zu finden. Mit kluger Nahrung auf den unterschiedlichsten Ebenen kannst du Einfluss darauf nehmen, wie du dich im Alltag fühlst. Du kannst deine ganze Lebenseinstellung verändern, wenn du möchtest. Es ist nie zu spät!

Ich bin kein Fan von Dogmen, sondern von so viel Leichtigkeit wie möglich ... und ich hoffe, ich kann dir das mit diesem Buch vermitteln.

Herzlichst, Madhavi

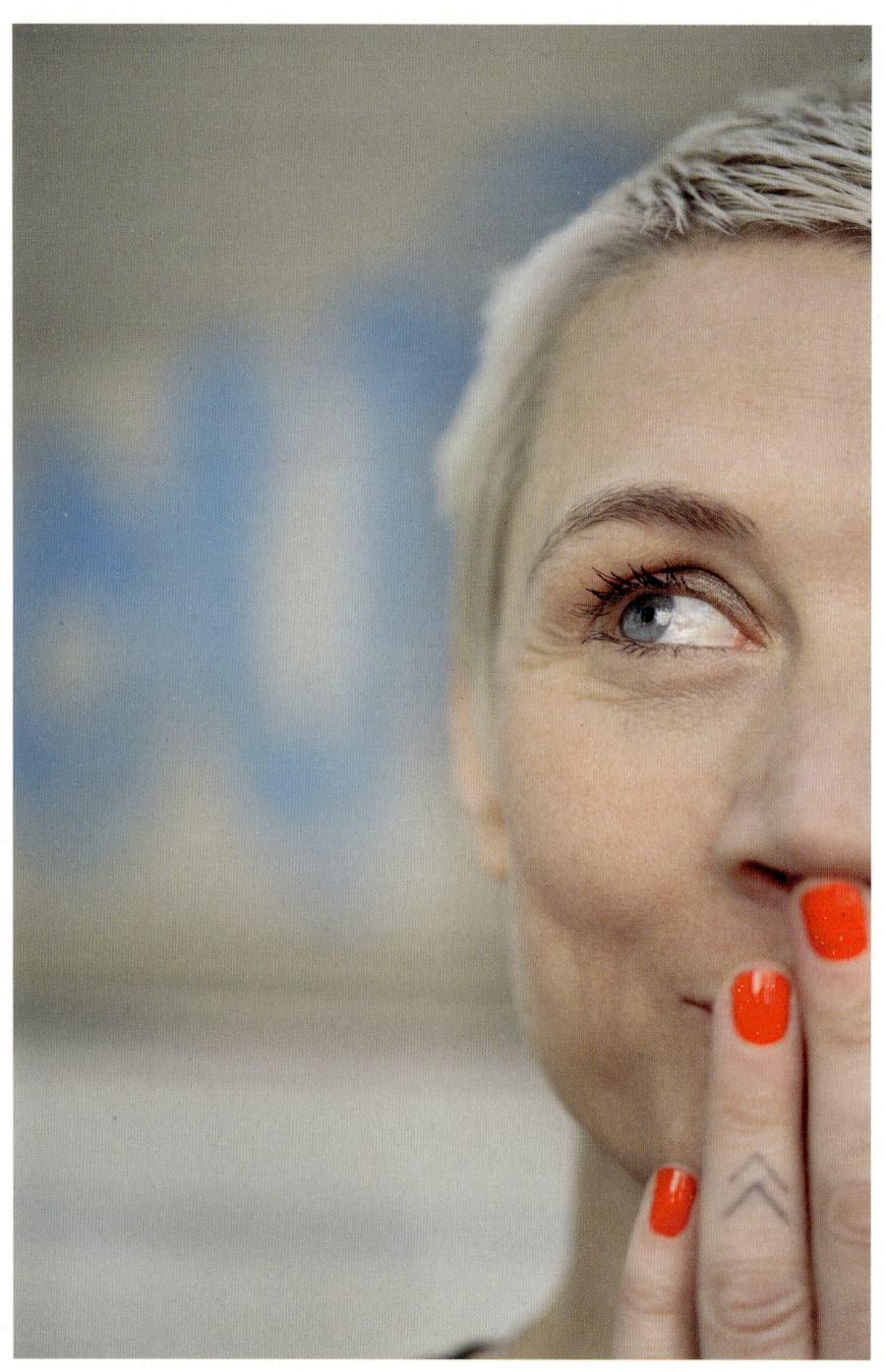

Einleitung

Mein Buch „Makrobiotik – In Fülle leben" ist so was wie eine Zusammenfassung all dessen, was ich in den letzten 20 Jahren über die Makrobiotik von meinen verschiedenen Lehrern gelernt und erfahren habe. Für mich ist die Makrobiotik ein Weg zu innerer Gelassenheit und Harmonie. Ein magischer Weg! Diese Ernährungsweise bereichert mein Leben ungemein. Meine Erfahrungen möchte ich dir gern weitergeben. Dabei ist mir wichtig, dass meine Vorschläge gut mit deinem Leben zu vereinbaren sind. Ich gehöre keiner bestimmten makrobiotischen Szene an und vertrete auch nicht irgendwelche Dogmen. Keine Ernährungslehre ist perfekt, auch nicht die Makrobiotik. Engstirnigkeit und Dogmatismus machen für mich keinen Sinn, auch nicht bezogen auf Ernährung. Heutzutage werden Ernährungslehren wie Religionen behandelt und die Anhänger zerfleischen sich gern untereinander. Was ich sehr schade finde. Alles, was wir im Leben zu uns nehmen als Nahrung für Körper, Geist oder Seele, sollte uns erheben und nicht herunterziehen – oder unser Leben unnötig verkomplizieren. „Keep it simple" lautet meine Devise und damit fahre ich in meinem täglichen Leben ganz gut. Vielleicht findest du dich in diesem Buch wieder und möchtest die Makrobiotik tiefer in deinen Alltag integrieren. Vielleicht möchtest du aber auch nur ein paar Rezeptideen erhalten und mit dem Rest der Ernährung gar nicht so viel zu tun haben. Du bist ein freier Mensch und egal, wie du es handhabst, es wird für diesen Zeitpunkt und für dich das Richtige sein. Höre auf deine innere Stimme – das solltest du übrigens immer tun – und mache alles in deinem eigenen Tempo! Das Leben ist manchmal schon streng genug, erhalte dir deine Freiheit!

Es ist ein großer Luxus, dass wir uns überhaupt darüber Gedanken machen dürfen, was wir als Nahrung auf allen Ebenen zu uns nehmen möchten. Für viele Menschen ist das gar nicht möglich. Täglich Dankbarkeit zu üben, für die Nahrung, die wir zu uns nehmen können, ist mir sehr wichtig. Wir dürfen wählen. Was für ein riesiges Geschenk!

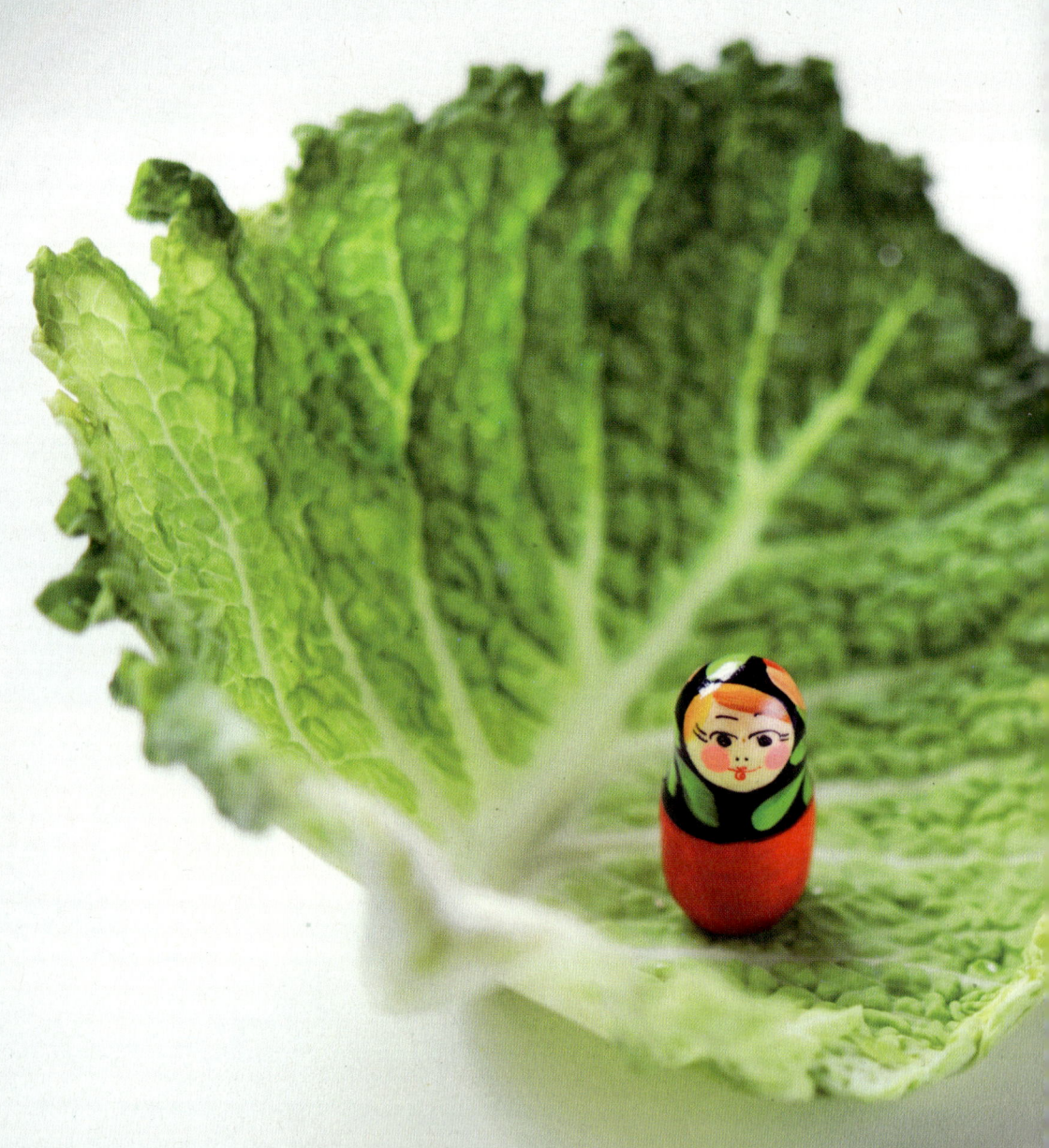

keep it simple

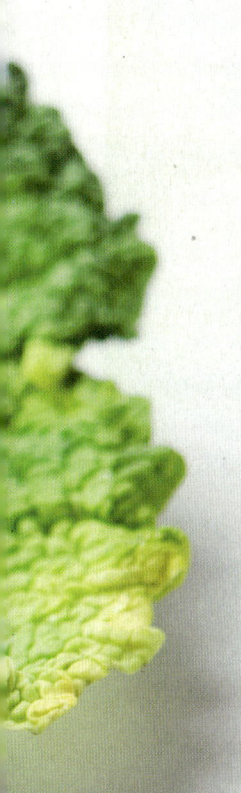

Wie ich meinen Weg zur Makrobiotik fand

Meine Reise mit der Makrobiotik begann 1997. Ich sehnte mich nach mehr Klarheit in meinem Leben. Auch wenn ich schon emsig Yoga praktizierte und mich täglich in Meditation übte, fehlte mir etwas Wichtiges, doch ich wusste nicht, was. Irgendwann wurde mir klar, dass meine Ernährungsweise das Problem war. Aber ich hatte keinen blassen Schimmer, wie ich mich richtig ernähren sollte, um mich mit mir wohler zu fühlen. Mit Ayurveda, die Schwesternwissenschaft des Yoga, konnte ich mich nicht anfreunden. Meinem Körper tat es nicht besonders gut. Auf einem Flohmarkt entdeckte ich an einem schwülen Sommertag ein kleines zerfleddertes Büchlein über Makrobiotik und war sofort davon gefesselt. Ich kaufte es und begann schon die nächsten Tage alles zum Thema Makrobiotik aufzusaugen. Mir gefiel der Ansatz richtig gut. Ich stürzte mich Hals über Kopf in diese wunderbare Ernährungsweise. Und es ging mir körperlich und seelisch rasch besser. Ich war fasziniert. Damals war ich noch ziemlich grün hinter den Ohren und wusste noch nicht so recht, was Ernährung für Wunder bewirken kann. Zu der Zeit ernährte ich mich zwar schon vegan, aber auch nur, weil ich tierische Produkte absolut nicht mochte. Ich ekelte mich regelrecht vor Fleisch und anderen Milchprodukten, deshalb war es für mich auch ein logischer Schritt, diesen Nahrungsmitteln keinen Platz in meinem Leben einzuräumen. Der ethische Aspekt kam erst später dazu. Jeder, dem ich freudestrahlend über meine neue Entdeckung „Makrobiotik" berichtete, schüttelte den Kopf oder lachte mich aus. Körnerfresser wurde ich genannt. Was auch verständlich war, denn die Makrobiotik hatte damals und auch teilweise heute noch einen schlechten Ruf, da viele der

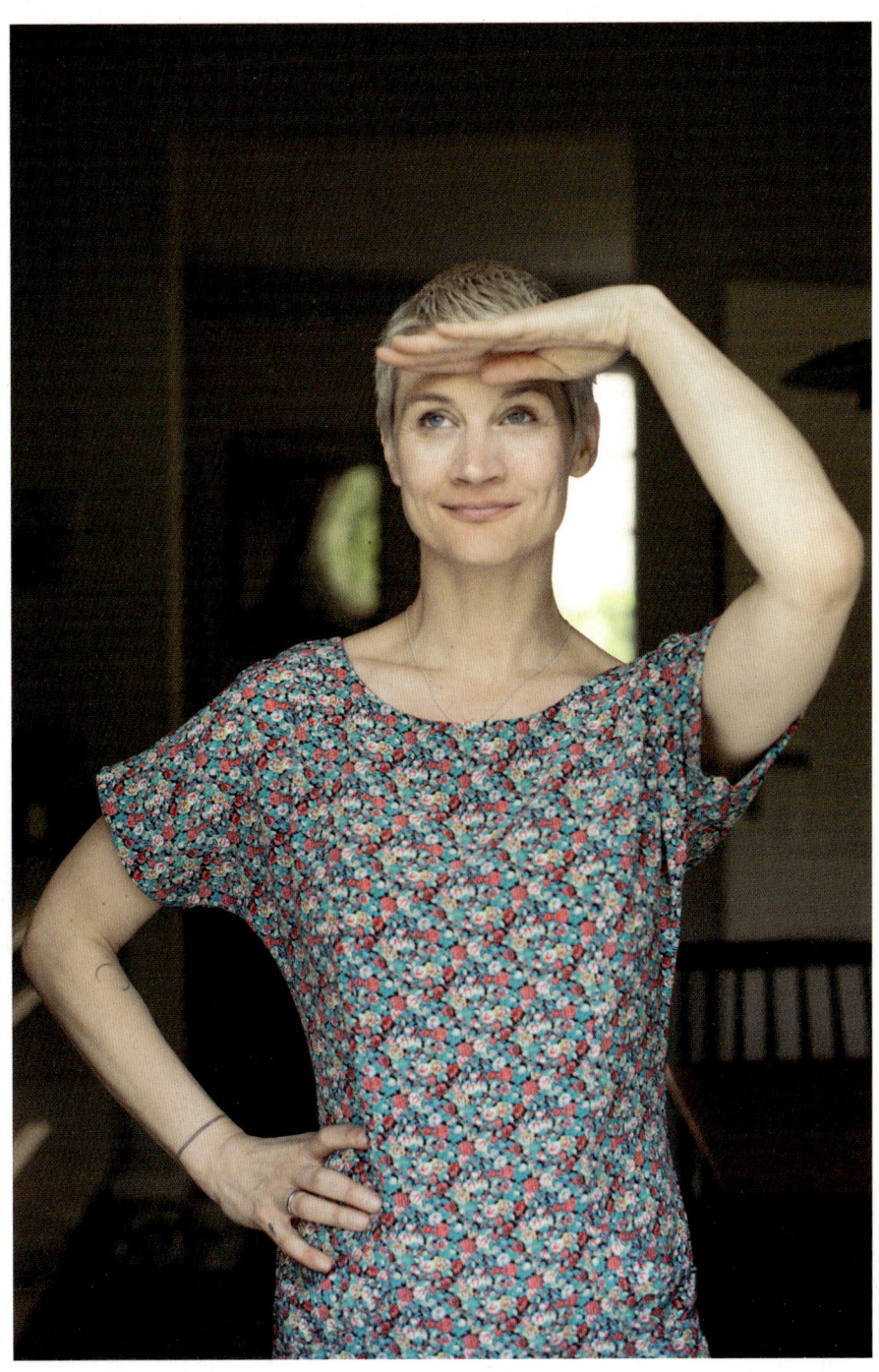

Meinung waren, Makrotiotik bedeutet, dass man sich nur von Reis ernährt. Es war eine schwierige und eine kostspielige Zeit. Ich wurde in meinem ganzen Umfeld zur Außenseiterin. Ein Liter Reismilch kostete damals noch 6,99 Deutsche Mark, was für ein junges Mädchen wie mich sehr viel war. Trotzdem gönnte ich mir diese kostspieligen Nahrungsmittel und scheute keine Zeit und Mühe, die Makrobiotik zu verstehen. Ich aß tagelang nur Reisbrei, denn in meinem Büchlein stand, dass dies unheimlich gesund sei. Heute muss ich darüber sehr lachen, denn ich verstand von Makrobiotik damals eigentlich nur Bahnhof. Zum Glück gab es eine Frau in meiner Meditationsgruppe, die sich schon emsig mit der Makrobiotik auseinandergesetzt hatte und mir ordentlich Tipps gab. In einer Zeit, in der es noch kein Google gab und es eher schwierig war, Gleichgesinnte zu finden, war ich dankbar für jeden Hinweis, den ich bekam. Ich nahm an meinen ersten Kochkursen teil und fand alles so komplex und irrsinnig kompliziert. Trotzdem machte es mir Spaß und da ich auch eine Wirkung verspürte, blieb ich am Thema dran. Leider gab es nur einen kleinen Kreis von Makrobioten, die sehr dogmatisch waren. Ich übernahm diese Verhaltensweise. Für mich gab es nur noch Kochen, Kochen, Kochen. Und viele Verbote. Natürlich war ich der Meinung, dass das alles richtig war, wie ich lebte. Ich hielt bei stinknormalen Essenseinladungen von Freunden Vorträge wie schlecht doch das Essen war, das die anderen genüsslich aßen. Ich war dogmatisch bis an die Haarwurzeln. Stets war ich das „merkwürdige" Wesen, das so schräges Zeugs futterte. Es war einfach auch eine andere Zeit. Heute wären meine Belehrungen sicher nur halb so befremdlich. Mit der Zeit begann ich, Freunde und Yogakollegen zu bekochen, um ihnen die Makrobiotik schmackhaft zu machen und näherzubringen. Tatsächlich ging mein Plan auf.

Wenn ich eingeladen wurde, begannen Freunde makrobiotische Gerichte zu-zubereiten, weil sie es auch gern mochten, was mich natürlich freute. Ich glaube, dass es die beste Art und Weise ist, um andere Menschen zu über-zeugen. Nicht viel reden, einfach zeigen, vorleben. Leider blieb ich trotzdem für andere ein bisschen sonderbar, was sich auch nicht änderte, als Madonna anfing, sich makrobiotisch zu ernähren (wir hatten übrigens den gleichen Leh-rer, der leider nicht mehr lebt).

Wenn mich etwas interessiert, möchte ich alles bis ins kleinste Detail wissen. Also reiste ich zu vielen verschiedenen Lehrern der Makrobiotik und nahm bei ihnen Unterricht. Endlich bekam ich ein größeres Verständnis von dieser Er-nährungsweise und erkannte, wie viele Fehler ich gemacht hatte. Nach über 20 Jahren, die ich mich mit der Makrobiotik beschäftige, ist mir unterdessen klar, dass ich das auch alles weitaus entspannter hätte angehen können. Ich wollte einfach alles richtig machen. Die Umwege, die ich gemacht habe, möchte ich dir mit diesem Buch ersparen. Ich möchte dich ermutigen, deinen ganz ei-genen Weg mit der Makrobiotik zu finden. Ernährung soll Freude bereiten, dein Leben bereichern und nicht eine zusätzliche Last werden. Kochen ist eine schöne Meditation, es kann so wunderbar erden und Kraft schenken, Men-schen zusammenbringen und es hilft, Liebe und Frieden in die Welt zu setzen. Für mich ist Kochen eine spirituelle Praxis, aber dazu findest du später noch mehr im Buch. Meine Rezepte sind für den Alltag bestimmt. Mir ist es wichtig, die Grundlagen der Makrobiotik so einfach wie möglich zu halten und die The-matik nicht unnötig zu verkomplizieren. Dafür gibt es unzählige andere Bücher. Ich hoffe, dass es mir gelingt und du viel Freude an meinem Buch haben wirst.

Was ist Makrobiotik?

Es gibt verschiedene Ansätze der Makrobiotik. Und zahlreiche Ideen und Konzepte. Für viele Menschen scheint Makrobiotik eine fade Ernährungsweise zu sein, die nur aus Getreidekörnern und völlig zerkochter Nahrung besteht. Neulich erzählte mir eine Frau, dass sie immer dachte, Makrobiotik sei Rohkost. Und wieder andere glauben, Makrobiotik sei eine Religion, Sekte oder totalitäre Philosophie.

Vergiss einfach alles, was du je über Makrobiotik gehört hast. Mache dich ganz frei und erlaube dir, alles ganz neu zu erfahren. In der Makrobiotik geht es darum, wieder im Einklang zu leben. Die universelle Ordnung in uns wiederherzustellen. Du kannst dich hübsch vegetarisch oder sogar vegan ernähren und trotzdem völlig ungesund essen. Die Makrobiotik ist ein kluger Weg, dich bedacht wieder deiner Mitte anzunähern. Ich vertrete eine vegane, yogische und moderne Ansicht der makrobiotischen Ernährung.

Yogisch bedeutet: Ich verzichte weitgehend auf alle Zwiebelsorten und Knoblauch. Es sind keine yogischen Nahrungsmittel. Sie machen auf Dauer einen unruhigen, hitzigen Geist. Für mich ist es besser, auf sie zu verzichten. Es gibt Ausnahmen, aber sie gehören nicht zu meiner täglichen Küche. Wenn du das Bedürfnis hast, deine Speisen mit Zwiebeln oder Knoblauch zu verfeinern, nur zu, probiere aus!

Makrobiotik kommt aus dem Griechischen und heißt: Das große Leben.

Nicht viel reden, einfach zeigen!

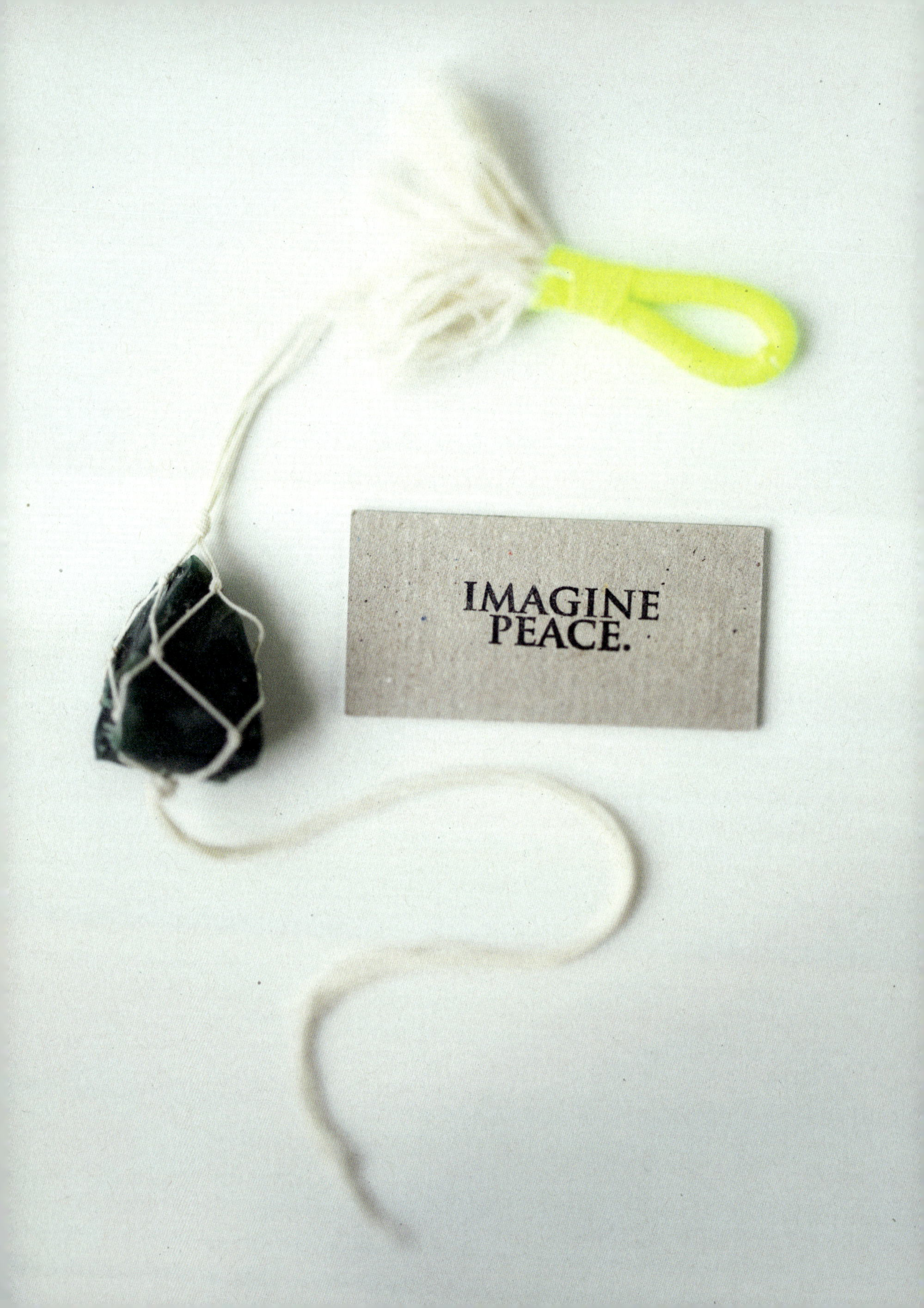
IMAGINE
PEACE.

Ziel ist es, das Leben lebendiger, mit mehr innerer Weite und Größe zu erfahren – einerseits durch die Ausrichtung auf die natürliche Ordnung, dem Kosmos, andererseits mit Blick auf eine Ernährung, die dieser Ordnung entspringt. Dazu gehören Nahrungsmittel, die natürlich und im eigenen Klima gewachsen sind. Durch die Makrobiotik wollen wir zurück zu mehr Gesundheit, Glück und Frieden kommen. Das wesentliche Verständnis der Makrobiotik beruht auf der aus China stammenden Philosophie von Yin und Yang. Sie beschreibt die Erscheinungen der entgegengesetzten und zugleich aufeinander bezogenen Kräfte. Die Makrobiotik ist ein Weg heraus aus den alltäglichen Extremen, aus der Engstirnigkeit und Hast, hin zur Mitte, Zufriedenheit, Gesundheit und Harmonie. Mit Makrobiotik lernst du, Ausgeglichenheit und eine friedvollen Geist zu kultivieren. Alle reden von Nachhaltigkeit. Wenn du den makrobiotischen Pfad einschlägst, strebst du dadurch ein Gleichgewicht auf körperlicher und geistiger Ebene und der Nachhaltigkeit an. Warum Nachhaltigkeit? Weil du mit der Zeit achtsamer werden, bewusster einkaufen und viel weniger wegschmeißen wirst. Makrobiotik ist ein Weg der Mitte und des Friedens. Durch die Makrobiotik lernst du, dein Leben friedvoller zu gestalten und in Mäßigkeit zu leben. Mäßigkeit ist für mich ein wichtiger Punkt. Du brauchst nicht viel. Halte dein Leben einfach. Je weniger du besitzt, desto klarer kannst du sehen. Es ist auch kein Geheimnis, dass die Menschen heutzutage immer schlapper, müder, nahezu ausgebrannt und völlig verspannt durch ihr Leben stapfen. Es einfach so hinnehmen und nicht hinterfragen. Ständige Erreichbarkeit, Überarbeitung, zu viel Kaffee aus unnützen Pappbechern, zu wenig Schlaf, Hektik und natürlich mangelnde Bewegung machen aus uns nahezu Zombies. Auch wenn die Menschen mittlerweile auf gute Ernährung achten, fehlt es dennoch oft an wirklichem Bewusstsein. Leider werden das liebevolle Zubereiten und der ruhige Verzehr der täglichen Nahrung auch oft völlig außer Acht gelassen. Wer morgens schon hektisch ein Schokoladencroissant verschlingt und einen Becher Kaffee auf dem Weg zur Arbeit runterkippt, wird auf Dauer nicht entspannt, kraftvoll und besonnen den Alltag erleben. Übersäuerung ist vorprogrammiert. Zwar beschäftigt sich unsere Gesellschaft dauernd mit Ernährung, an jeder Ecke gibt es einen klugen Ratgeber. Doch leider wird sich wenig Zeit für das Kochen und Essen genommen. Es mangelt an Qualität, Liebe, Nährstoffen und Verständnis. Was und wie man isst, beeinflusst den geistigen und körperlichen Energiehaushalt. Leider wird auch viel zu viel gegessen. Wir brauchen nicht so viel Nahrung. Und schon gar nicht so oft zwischendurch. Der Magen sollte immer noch Platz haben. Der Teller nie völlig überfüllt sein. Manchmal sehe ich in sozialen Netzwerken Fotos, auf denen die Teller unfassbar überfüllt sind. Fülle kann man nur leben, wenn innen und außen noch Platz ist. Auf Dauer macht eine unausgeglichene Ernährungsweise krank. Zu viel Zucker, das unseren Körper aufschwemmt und zu viel Brot, das unseren Körper innerlich verklebt.

Makrobiotik ist ein wunderbarer und inspirierender Weg zurück zur Mitte. Sie schenkt dir Werkzeuge, die du im Alltag anwenden kannst, die dein Leben komplett in ein neues Licht stellen. Du wirst dich freier, gesünder und lebendiger fühlen, deine Vorstellungskraft wird wachsen. Du wirst auf allen Ebenen flexibler. Ziel der makrobiotischen Lebensweise ist es, auf allen Ebenen im Gleichgewicht zu leben. Wenn du nur etwas von dem übernimmst, was ich in diesem Buch beschreibe, wirst du spüren, wie mehr Fülle in dein Leben kommt.

»Health is a state of complete harmony of the body, mind and spirit. When one is free from physical disabilities and mental distractions, the gates of the soul open.« B.K.S. Iyengar

Yin & Yang

Das ganze Universum besteht aus Gegensätzen. In der fernöstlichen Philosophie nennt man sie Yin und Yang. Zwei Eigenschaften, die das jeweilige Gegenteil des anderen sind und sich gleichzeitig perfekt ergänzen. Makrobiotik strebt eine Balance zwischen diesen beiden Gegensätzen an. Wir leben heute viel zu sehr in Extremen. Makrobiotik und das Prinzip von Yin und Yang können dir helfen, eine gesunde Balance in deinem Leben zu schaffen. Die zusammenziehende Kraft, die Yang genannt wird, erzeugt eine zusammenballende Energie und bewirkt Kompaktheit. Das Prinzip von Yang beinhaltet eher Festigkeit, Stärke, Aktivität, Bewegung. Die sich ausdehnende Kraft, die Yin genannt wird, hat eine leichtere und durchlässigere Tendenz. Sie bewirkt durch ihre Leichtigkeit eine aufsteigende Kraft. Sie erzeugt Kühle, Leichtigkeit, Offenheit und Transparenz. Sie bietet weniger Widerstand, weil sie weniger Dichte enthält. Sie ist mehr nach außen gerichtet, gibt eher nach und ist weicher. Yin repräsentiert Flexibilität, Schwäche, Stille, Zartheit, Leichtigkeit, Passivität, Ruhe. Yin und Yang können nicht ohneeinander existieren, sie ergänzen sich gegenseitig. Wir versuchen in der Makrobiotik immer eine Balance zwischen Yin und Yang zu halten und nicht zu sehr in Extremsituationen zu kommen, die uns aus unserer Mitte holen. Je weniger ich mich in den Extremen aufhalte, desto ausgeglichener sind mein Gemüt und mein Körper.
Stell dir vor, nach einer durchzechten Nacht mit viel Alkohol kommst du nach Hause und hast Heißhunger auf eine Tüte Chips. Du pendelst von einem Extrem ins nächste. Alkohol ist extrem Yin und dein Bedürfnis nach Chips pendelt ins andere Extrem. Dein Körper versucht verzweifelt in die Mitte zu

Yin

Yang

kommen, wieder Harmonie herzustellen, was aber so unmöglich ist. Die Folgen sind Stress, Müdigkeit und Unwohlsein. Eine Lebensweise, in der du nie zur Ruhe kommst, macht dich auf Dauer krank. Damit meine ich natürlich nicht, dass du nicht mal eine Tüte Chips vertilgen oder auch mal ein Bier trinken kannst. Mäßigkeit in alle Richtungen ist immer ein guter Begleiter.

Auch wenn du im Winter literweise grüne Smoothies mit tropischen Früchten trinkst und morgens kalten Joghurt mit übersüßten Cornflakes isst, darfst du dich nicht wundern, wenn du dich verkühlst. Es wird allgemein erzählt, dass tropische Früchte oder Joghurt im Winter super gesund sind. Das stimmt nicht! Tropische Früchte wie Orangen und auch Joghurt sind Yin und kühlen unseren Körper aus, dabei braucht unser Körper im Winter genau das Gegenteil, nämlich wärmende Energie. Menschen, die sich wirklich ausgeglichen ernähren und die Prinzipien von Yin und Yang anwenden, wirken ruhiger, ausgeglichener und haben eine feinere Schwingung. Die Beziehung zwischen Yin und Yang verändert sich laufend. Der Winter wird zum Frühling, der Frühling zum Sommer, der Sommer zum Herbst. Die Nacht wird zum Tag. Nichts ist nur Yin oder Yang, es muss alles im Ganzen betrachtet und in den Extremen vermieden werden. Es braucht seine Zeit, um Yin und Yang in die richtige Balance zu bringen. Wir lernen, auf innere und äußere Umstände klug zu reagieren und flexibel zu bleiben. Wenn ich den Winter in Indien verbringe, ernähre ich mich dementsprechend anders, als würde ich in Deutschland verweilen. Durch die Lehre von Yin und Yang lernen wir, uns mehr und mehr dem Leben in seiner wandelnden Form anzupassen.

Qualitäten von Yin & Yang

Yin	Yang
Weiblich // Mond	Männlich // Sonne
ausdehnend	zusammenziehend
aufsteigend, vertikal	absteigend, horizontal
kälter	heißer
feuchter	trockener
leichter	schwerer
größer	kleiner
länger	kürzer
weicher	härter
hohler	dicker
dunkler	heller

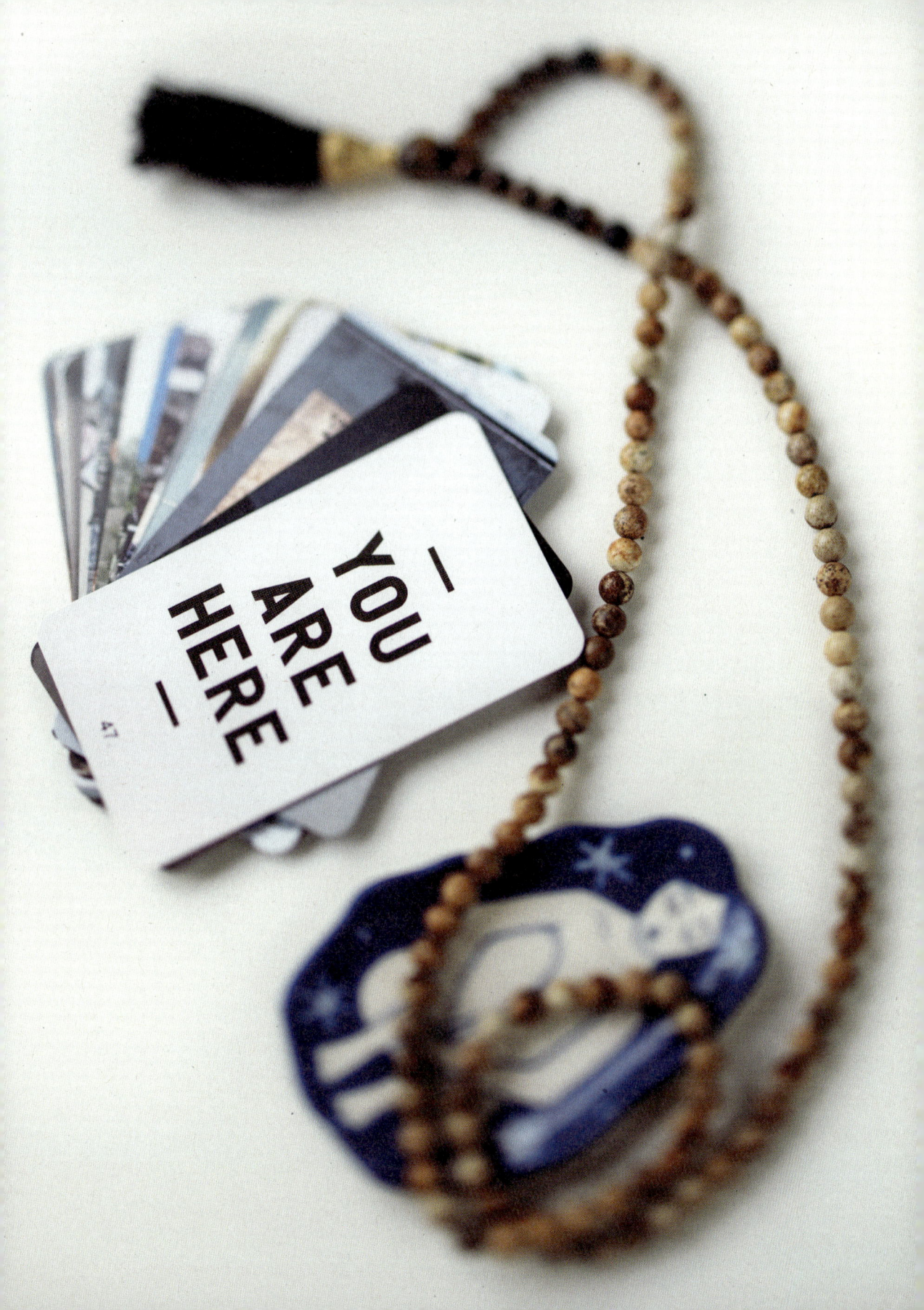

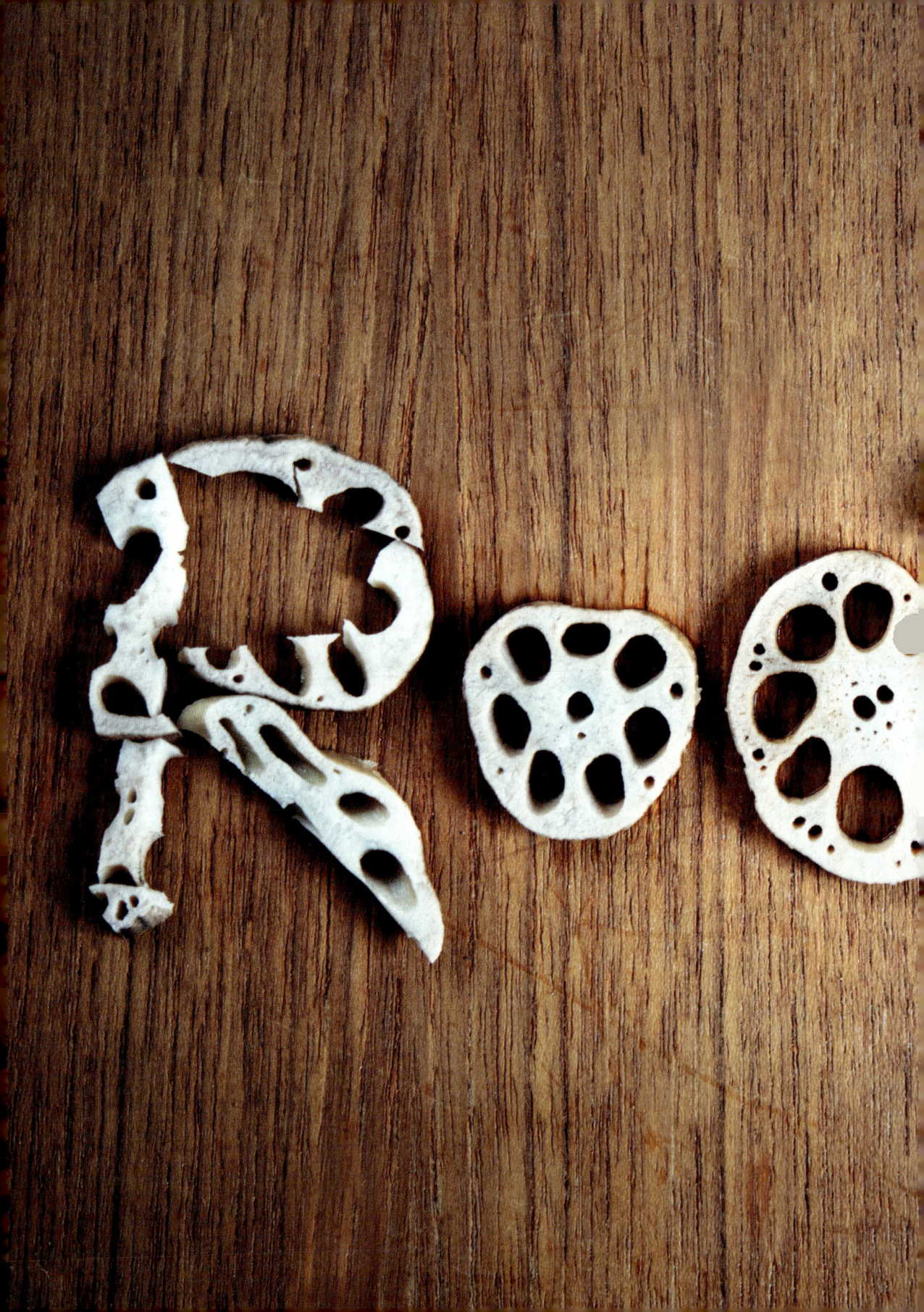

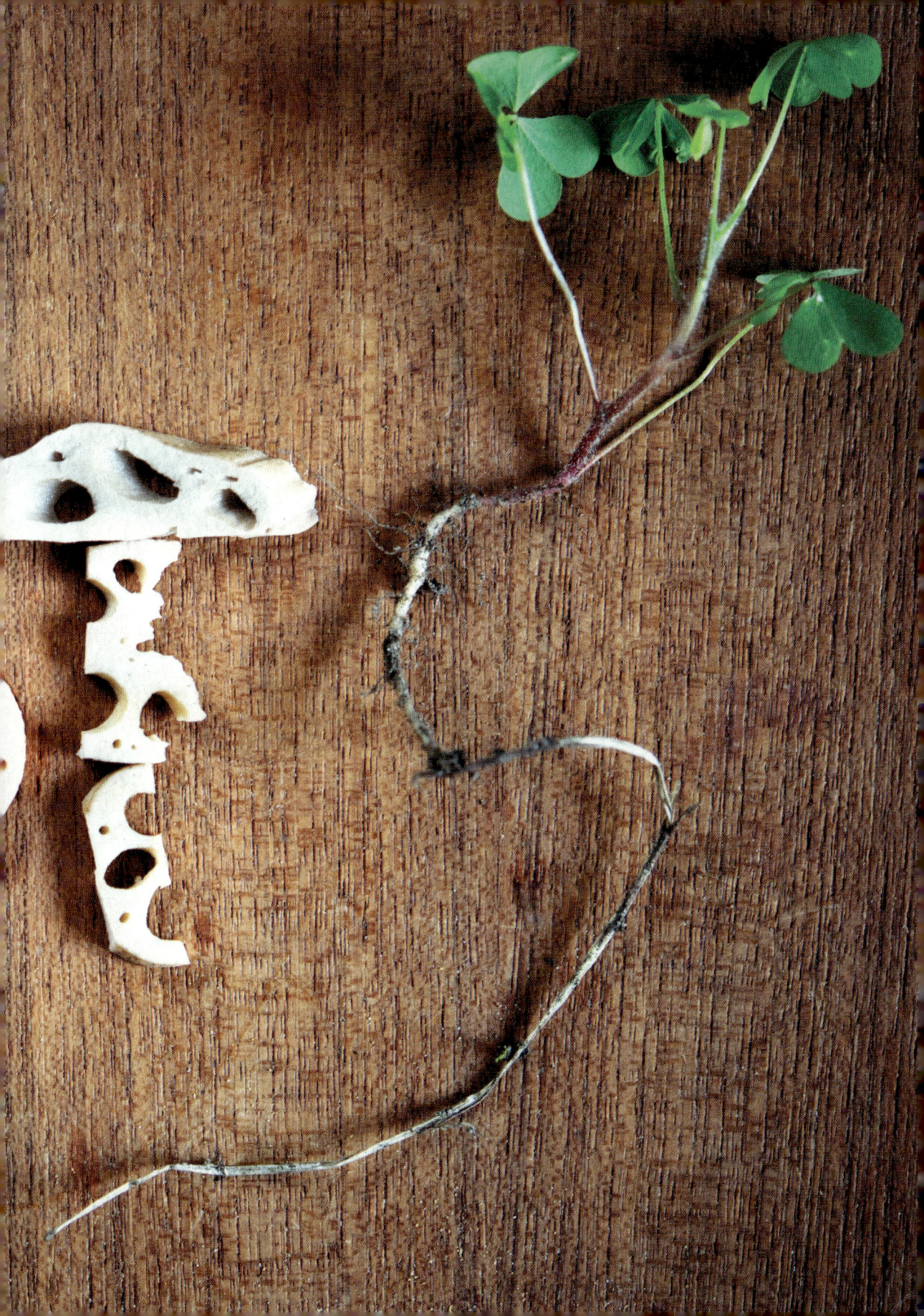

Nahrungsmittel, die extrem Yin sind	Nahrungsmittel, die ausgewogen Yin sind
Zucker	Reismalz
Honig	Amazake
tropische Früchte	regionales Obst
Käse	Nussmus
Quark	Nüsse
Joghurt	grüner Tee (Bio-Qualität)
Tomaten	hochwertige Pflanzenöle
Paprika	
Hefe	
Spargel	
Kartoffeln	
Kaffee	
schwarzer Tee	
Bier	
Wein	
Milch	

Deine

Nahrungsmittel, die sich in der Mitte befinden

Getreide

Gemüse

Hülsenfrüchte

Algen

Samen

Kerne

Getreidekaffee

Bancha Tee

Nahrungsmittel die extrem Yang sind

Fleisch

Eier

Kochsalz

Geflügel

Notizen

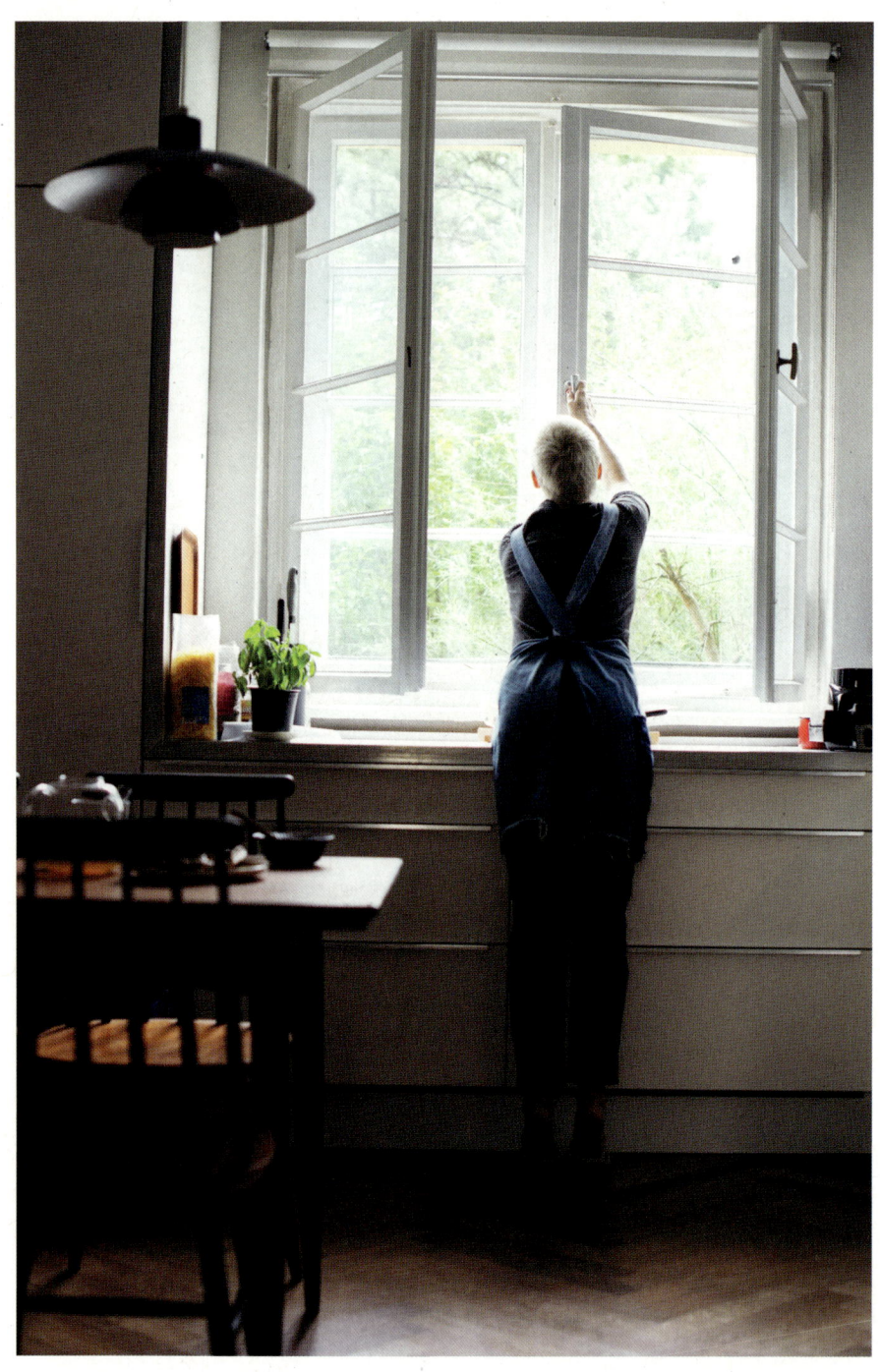

Wie du dieses Buch nutzen kannst

Ich möchte, dass dieses Buch ein liebevoller Begleiter für dich wird. Lass es leben. Schreibe Dinge hinein und mache Eselsecken, um dir Stellen zu merken. Wenn du der Meinung bist, einem Rezept würde eine andere Zutat besser stehen, dann bitte, ändere das Rezept. Mach dich frei von starren Regeln. Jeder Mensch ist anders. Folge keinem Dogma, sei nicht so streng mit dir, denn das ist genau das Gegenteil von dem, was ich erreichen möchte und wofür die Makrobiotik im eigentlichen Sinne steht. Finde für dich mit diesem Buch heraus, wie du deinen Alltag für dich ausgeglichener gestalten kannst. Es ist dein Weg. Der so einzigartig ist wie du selbst. Geduld ist ein hilfreicher Begleiter auf diesem Weg, denn eine neue Ernährungslehre, eine neue Lebensweise lernt man nicht von einem Tag auf den anderen. So gern wir das auch möchten. Auch lässt sich eine jahrelange Schludrigkeit bei der Ernährung nicht von heute auf morgen auslöschen. Gib dir und deinem Körper Zeit, sich an all das Neue zu gewöhnen.

Ich wünsche mir sehr, dass du Leichtigkeit und Freude beim Zubereiten der Speisen empfindest und Gleichmut behältst, wenn das Gericht mal nicht so ausfällt, wie du es dir erhofft hast. Koche ein Gericht ruhig öfter, damit du eine gewisse Routine bekommst.

Die Rezepte in diesem Buch sind für zwei Personen bestimmt – falls nicht, habe ich es im Rezept vermerkt. Ich nutze gern die Angaben „Tassen" und nehme für eine Tasse die 250 ml Variante. Achte darauf, alle Zutaten möglichst in Bio-Qualität zu kaufen, besonders Miso, Algen und andere japanische Nahrungsmittel. Die gibt es zwar auch im Asia Markt, aber glaube mir: Es ist erstens vom Geschmack ein himmelweiter Unterschied und zweitens enthalten die Lebensmittel aus dem Asia Markt zum Teil Zusatzstoffe wie Glutamat, die du deinem Körper auf keinen Fall antun solltest. In der Makrobiotik nutzen wir die allerbesten Zutaten, die wir bekommen können.

Wie du dich auf Harmonie und Gleichgewicht umstellst

Wenn du dich auf Dauer mit Vergnügen ausgeglichen ernähren möchtest, beginne mit kleinen Schritten. Wenn du einmal die Woche ein makrobiotisches Gericht mit voller Hingabe zubereitest, die Prinzipien der makrobiotischen Lebensweise anwendest, dann ist das schon eine ganze Menge.

Nimm dir jede Woche ein Lebensmittel vor, das du durch ein harmonischeres ersetzt. Statt Kaffee probiere Getreidekaffee oder Bancha Tee. Ersetze Milch durch eine pflanzliche Variante wie Reis- oder Mandelmilch. Süße deinen Tee nicht mit herkömmlichen Zucker, sondern mit Reissirup oder auch mal überhaupt nicht. Auch hier: sei liebevoll mit dir. Es ist ein Experiment und keiner kann verlieren. Es gibt in jedem Fall immer einen Gewinn: die Erkenntnis. Du wirst erleben, wie du auf die unterschiedlichen Lebensmittel reagierst. Was dir Energie schenkt und was dir eher Kraft raubt. Sei nicht zu vorschnell mit deinem Urteil. Dein Körper muss sich erst einmal auf das Neue umstellen und kann zunächst mit Ablehnung reagieren. Gib dir Zeit. Probiere aus. Natürlich ist es wichtig, dass du dich ausreichend bewegst und wenn du magst und bereit bist, dir auch Zeit nimmst, zu meditieren. Das Schöne: Kochen kann zu deiner ganz persönlichen Meditationspraxis werden. Im Kapitel *Achtsamkeit- und Meditationsübungen* gehe ich darauf noch genauer ein.

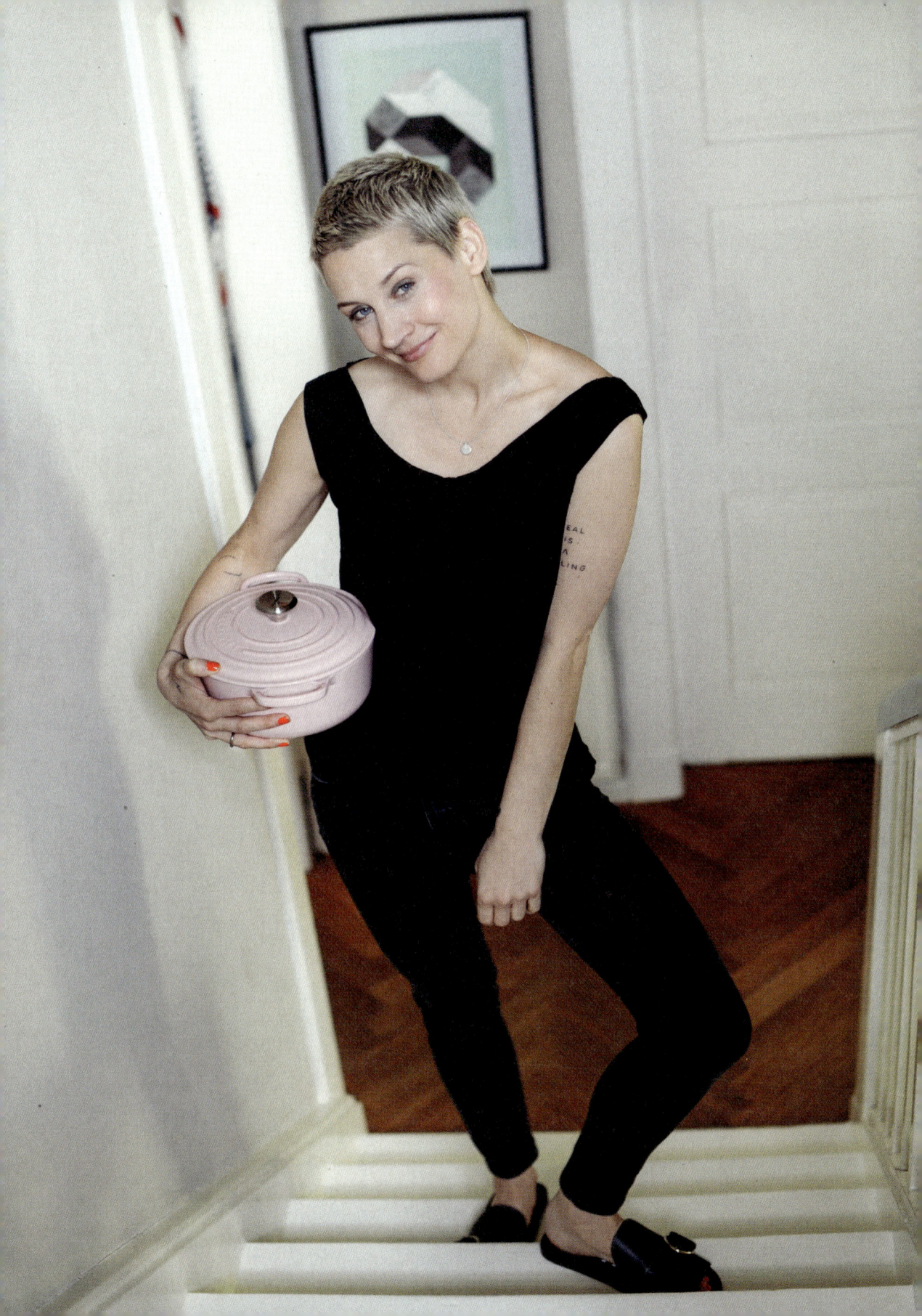

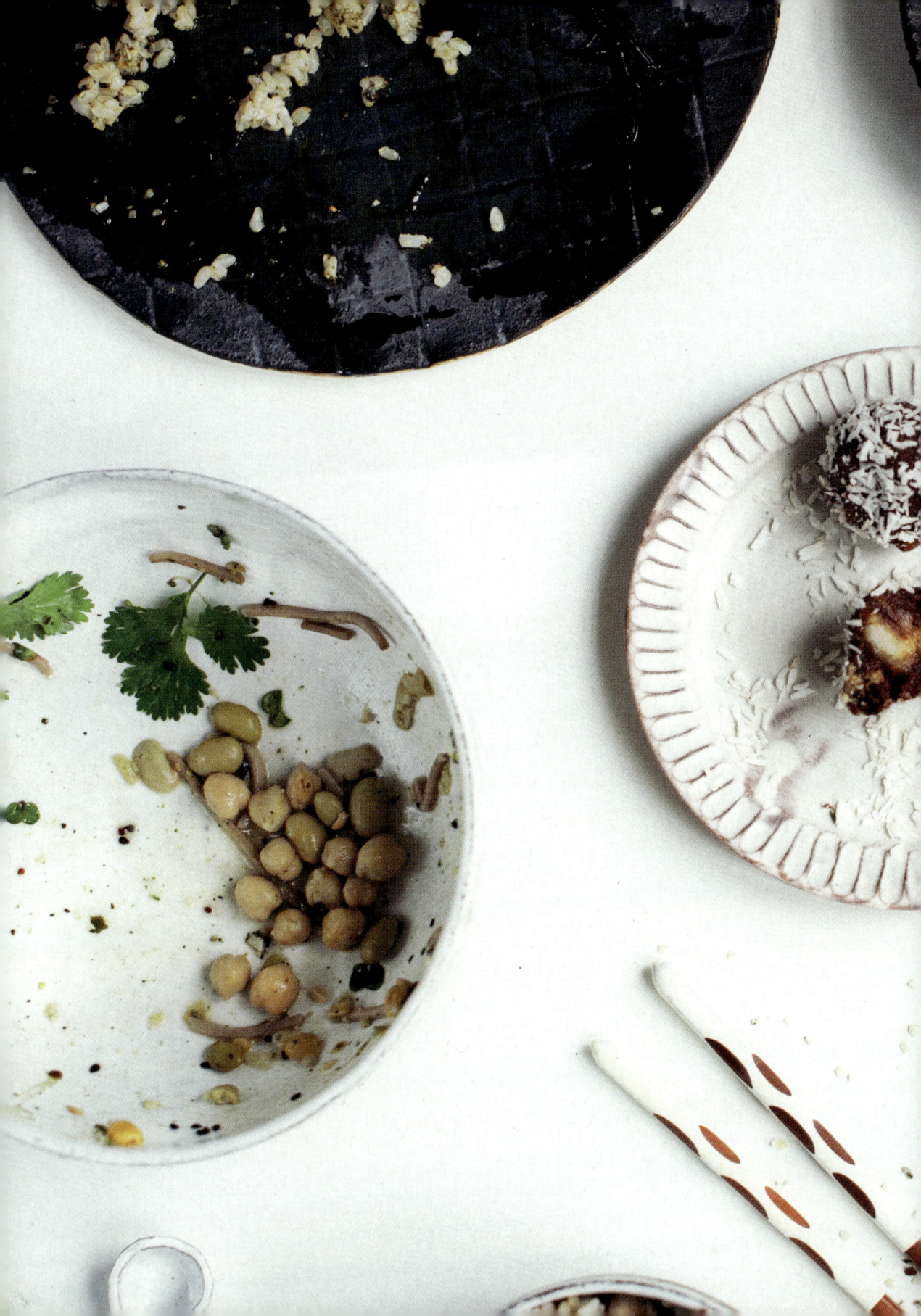

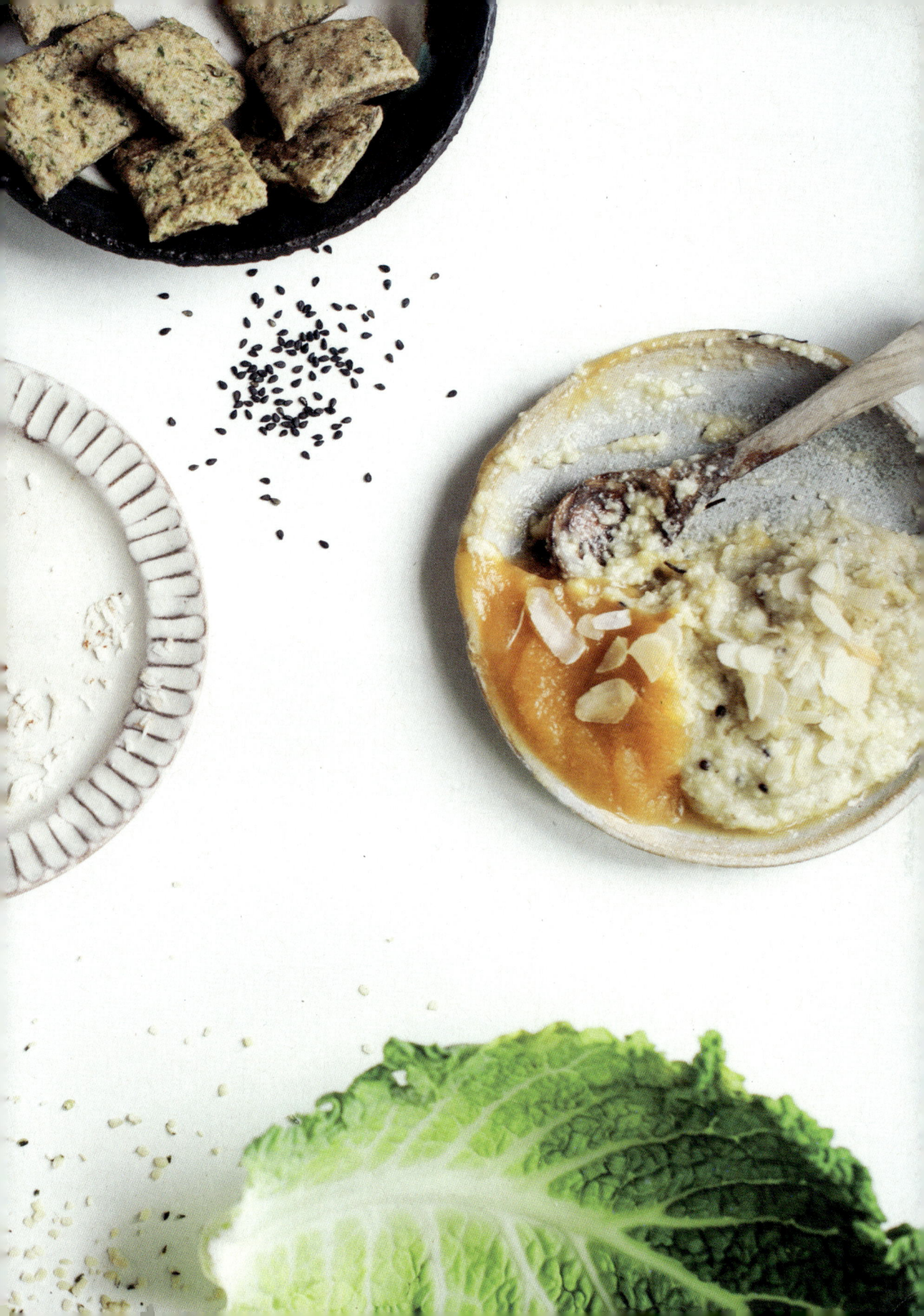

Was alles auf einen makrobiotischen Teller gehört

Unser Körper sollte Nahrung bekommen, die er gut verdauen kann und die ihn nicht zusätzlich zum anstrengenden Alltag noch belastet. Dadurch erhalten wir mehr Energie für das, was uns im Leben wichtig ist. Ich versuche immer darauf zu achten, was mein Körper möchte. Das funktioniert allerdings nur, wenn ich wirklich mit mir selbst verbunden bin und die nötige Ruhe habe. Viel zu oft wissen wir gar nicht mehr, was der Körper wirklich braucht, weil wir gar nicht mehr erfahren, wie es ist, in Ruhe der inneren Stimme zu lauschen. Durch die makrobiotische Standardernährung, die für ein gemäßigtes Klima geeignet ist, lernst du, die Signale deines Körpers richtig zu deuten. Ein tropisches Klima oder eine kältere Gegend erfordern einen unterschiedlichen Umgang mit Nahrung. So ist es zum Beispiel nicht ratsam, im Winter in Berlin kühlende Früchte zu essen, da sie den Körper und die Organe auskühlen und Erkältung vorprogrammieren. Verbringe ich jedoch den Winter in einer warmen Gegend, passe ich dort meine Ernährung Yin-betont an.

Mir ist es wichtig, dass meine Gerichte farbenfroh sind und dementsprechend richte ich jedes Essen hübsch an. Für mich ist das ein Ausdruck von Selbstliebe. So habe ich noch mehr das Gefühl, mir etwas Gutes zu tun, mich zu belohnen und Kraft zu tanken.

Wenn du mit der Makrobiotik beginnst, fühlst du dich vielleicht am Anfang ein wenig überfordert. All die neuen Zutaten, das Zubereiten der Speisen. Keine Sorge, das ist normal. Und deshalb ist es so wichtig, dass du tust, was dir guttut. Mir ist wichtig, dass du früh anfängst, deine eigenen Rezepte zu kreieren. Das macht dich einfach frei und du lernst, auf deinen Körper zu hören. Halte dich bitte nicht an den Prozentzahlen fest, die in den Richtlinien stehen. Sie sollen nur eine Orientierung geben. Wenn du an einem Tag lieber mehr Eiweiß essen möchtest, nimm dir einen Extralöffel voller Kichererbsen auf deinen Teller. Schau, was du brauchst.

Getreide

In der Makrobiotik wird hauptsächlich gekochtes Vollkorngetreide verwendet. Es sollte 50–60 % des Gerichts ausmachen. Du kannst jeden Vollkornreis nutzen, wobei ich dir Rundkornreis, auch *brauner Reis* genannt, wärmstens empfehle. Er wird, im Gegensatz zu weißem Reis, nicht poliert, ist ein vollwertiges Nahrungsmittel und reich an Energie. Am liebsten esse ich den Calasparra Reis, der aus Spanien kommt und wirklich köstlich ist. Vollkorngetreide wie Hirse, Dinkel, Weizen, Kamut, Hafer und alle weiteren Getreidearten eignen sich auch. Sei sparsam mit Nudeln, Getreideflocken, Gries oder Grützen.

Vollkorngetreide ist lebendig. Je mehr ein Vollkorn zerkleinert wird, desto weniger Energie enthält es, weil es mit Sauerstoff in Berührung gekommen ist. Deshalb lieber das ganze Getreide nutzen. Denk daran, Abwechslung in deinen Kochalltag hineinzubringen. Kaum jemand mag jeden Tag das gleiche Getreide essen. Ich finde es richtig spannend, verschiedene Getreidesorten zu mischen und so immer neue Rezepte zu kreieren.

Gemüse

Auf einem klassischen makrobiotischen Teller sollten sich 25–30 % Gemüse aus kontrolliert biologischem Anbau befinden. Für den täglichen Gebrauch eignen sich sämtliche Wurzelgemüse, das Blattgrün der Wurzeln, Brokkoli, Kürbis, Steckrüben, Rettich, Pastinaken, Radieschen, Kohlrabi, grüne Bohnen, Salate, Keime und Sprossen. Du kannst natürlich auch Lauch und Zwiebeln nehmen. Wie schon eingangs beschrieben, meide ich jedoch – so gut es geht – jegliche Zwiebelsorten. Tomaten, Kartoffeln, Spinat, Mangold sollten im Alltag seltener eingesetzt werden, denn sie gehören zur Kategorie der Nachtschattengewächse: Dazu erfährst du später im Buch noch mehr. Die Wahl deines Gemüses ist abhängig von der Jahreszeit. Ebenso, wie du dein Gemüse zubereitest. Im Sommer wird generell ein wenig mehr Rohkost gegessen, während im Winter kräftigere Gemüsesorten in der Küche verwendet werden sollten.

Eiweiß

Jede Mahlzeit braucht unbedingt eine pflanzliche Eiweißquelle. Das können Bohnen wie Adzukibohnen, Linsen, schwarze Bohnen, Kichererbsen, aber auch Nahrungsmittel wie Tofu, Seitan oder Tempeh sein. Bei einem ausgewogenen Gericht macht es ungefähr 10 % aus. Ich achte immer darauf, mehr gekochte Bohnen als Tofu zu mir zu nehmen. Tofu hat eine kühlende Wirkung und sollte daher nur in Maßen genutzt werden wie zum Beispiel in einer Misosuppe. Wenn es zeitlich bei dir mal eng wird, kannst du auch ab und zu auf Bohnen im Glas aus dem Bioladen zurückgreifen. Immer noch besser als eine Pizza auf die Hand!

Meeresgemüse

Ungefähr 3–5 % einer vollständigen makrobiotischen Mahlzeit machen Meeresgemüse wie Algen aus. Die gängigsten Algen sind Wakame, Nori und Arame. Auf sie sollte auch nicht verzichtet werden, denn sie sind eine hervorragende Quelle für wertvolle Mineralien. Köstlich sind auch Hijiki Algen und Dulse. Ich empfehle mit den sanfteren Sorten wie Arame oder Wakame anzufangen, um die Geschmacksnerven erst einmal an den ungewöhnlichen Geschmack zu gewöhnen.

Saaten und Kerne

Gern nehme ich kleine Mengen an Saaten wie Sesam, Hanfsaat, Kürbiskerne, Sonnenblumenkerne und Leinsaat, um mein Gericht zu verfeinern.

Gewürze

In der Makrobiotik gibt es wunderbare Gewürze. Die wohl bekanntesten sind Meersalz, Gomasio (Sesam-Salz-Gewürz), verschiedene Misosorten und Sojasaucen wie Tamari oder Shoyu. Dazu kommen dann noch Ume-Paste, Umeboshi und Würzsaucen wie Ume Su, Genmai Su, Mirin und Kondimente wie Tekka (ein Miso-Gewürz) und Shiso. Achte stets darauf, dein Essen nicht stark zu salzen. Weniger ist mehr.

Pickles

Um ein Gericht abzurunden, wird gern noch ein fermentiertes Gemüse auf den makrobiotischen Teller gegeben.

Nahrungsmittel, die du meiden solltest

Du wirst mit der Zeit feinfühliger werden und spüren, was manche Nahrungsmittel mit dir und deinem Körper machen. Vielleicht spürst du auch jetzt schon, dass dir einige Lebensmittel nicht guttun, weil sie einfach eine zu extreme Energie haben. Natürlich ist nichts dagegen einzuwenden, wenn du ab und zu Zucker oder auch Fast Food isst. Im Gegenteil: zu sehr sollten wir uns nicht sensibilisieren, damit wir noch am normalen Leben teilhaben können. Trotzdem gibt es Nahrungsmittel, die nicht auf deinen täglichen Speiseplan gehören.

Zucker

Dass Zucker Gift ist, hast du sicherlich schon mal gehört. Es gibt fast überall versteckten Zucker, es ist kaum zu glauben. Das ist einer der Gründe, weshalb ich meine Gerichte und Süßspeisen gern selbst herstelle: Ich weiß dann, was drin ist. Wenn möglich, vermeide jegliche Form von einfachem Zucker. Iss so wenig wie möglich weißen Zucker, brauen Zucker, Kokoszucker, Agavensirup und Honig. Zucker ist extrem Yin. Er schwächt unseren Körper und unseren Seelenzustand. Besonders der Darm hat darunter zu leiden. Wenn du häufig Zucker zu dir nimmst, minderst du deine Konzentration. Dein Gemütszustand und dein Energiehaushalt haben immer eine latent unruhige Schwingung. In der Makrobiotik nutzen wir Reismalz, Reissirup oder Gerstenmalz, um unseren Speisen ein wenig Süße zu verleihen. Zum Süßen eignen sich auch Rosinen und getrocknete, heimische Früchte.

Einfach- oder Zweifachzucker sollte durch Mehrfachzucker ersetzt werden. Den finden wir im Getreide, Gemüse oder auch in Hülsenfrüchten. Mit der Zeit wirst du merken, dass du immer weniger Zucker brauchst. Du wirst anfangen die natürliche Süße einer gedämpften Karotte zu schmecken und zu schätzen.

Nachtschattengewächse

Diese meiden wir so gut es geht in der Makrobiotik. Wegen ihrer hohen Empfindlichkeit müssen sie stark mit Schadstoffen behandelt werden, damit sie überhaupt überleben können. Darüber hinaus enthalten sie das Alkaloid Solanin. Solanin in Mengen ab etwa 50 Milligramm führt zu Kopfschmerzen, Übelkeit und Erbrechen. Grüne Tomaten sollten deshalb besser nicht gegessen und wenn doch, so sollte der Strunk sorgfältig entfernt werden. Das gilt auch für Nachtschattengewächse aus Bio-Anbau. Angeblich sollen Nachtschattengewächse auch für verschiedene entzündliche und autoimmune Krankheiten im Körper verantwortlich sein. Zu Nachtschattengewächsen gehören diese Nahrungsmittel:

Kartoffeln

Tomaten

Paprika

Aubergine

Chili

Physalis

Gojibeere

Stachelbeeren

Birnenmelonen

Tabak

Tierische Produkte

Manche Makrobioten essen hin und wieder Fisch. Ich verzichte auf jegliche tierischen Produkte. Zum Glück ist das heutzutage kaum noch ein Thema und es ist eher selten geworden, dass man sich dafür rechtfertigen muss. Das ist gut. Nicht nur aus yogischer Sicht, um Leid zu vermeiden, sondern auch aus gesundheitlichen Gründen. Fleisch hat eine extrem yange Eigenschaft, ist für unseren Körper schwer zu verdauen und macht uns lethargisch. Milchprodukte verschleimen den Körper und sind Grund für viele Krankheiten. Außerdem ist die Milch einer Kuh nicht für den menschlichen Körper gemacht und sollte mit Vorsicht genossen werden. Milchprodukte können unsere gesamte Energie im Körper blockieren und das Immunsystem schwächen.

Koffein

An jeder Ecke finden wir ein Café, das unzählige Arten von Kaffee anbietet. Es ist so normal geworden, täglich Kaffee zu trinken oder Koffein in anderer Form zu sich zu nehmen. Dabei ist Koffein eine stimulierende Droge von extrem yinner Natur, die süchtig macht und uns auf Dauer nicht guttut. Durch den ständigen Verzehr wird unser gesamtes System geschwächt: Die Folgen sind Schlaflosigkeit, Nervosität und Müdigkeit (wenn das Koffein aufhört zu wirken). Trink lieber Kukicha Tee, der einen minimalen Anteil an Koffein enthält und auch von Kindern getrunken werden kann. Der beste Kaffee-Ersatz ist Getreide- oder Lupinenkaffee.

Scharfe Gewürze

Scharfe Gewürze helfen, in heißen Ländern den Körper schön kühl zu halten. Sie sind sehr Yin und sollten in einem gemäßigten Klima wie dem unseren gemieden werden. Der Darm wird durch zu scharfe Speisen geschwächt. Ingwer und Kardamom sind mildere Gewürze, die nicht so kühlend wirken und ab und zu bedenkenlos gegessen werden können.

Fertignahrung

Manchmal schaue ich mir in konventionellen Supermärkten an, was die Leute einkaufen und erschaudere. Wie oft sehe ich da Fertiggerichte. Das sind tote Nahrungsmittel. Was da alles für Zusatzstoffe drin sind. Unglaublich. Bitte achte darauf, dass du so wenig verarbeitete Nahrungsmittel wie möglich isst. Vegetarische oder vegane Fertigprodukte sind da keine Ausnahme. Nahrungsmittel, die nicht mehr viel mit den natürlichen Eigenschaften ihrer Zutaten gemein haben, sollten nicht gegessen werden. Oft ist es Bequemlichkeit oder Zeitnot, die dazu führt, dass wir zu solchen Lebensmitteln greifen. Doch was kann uns tote Nahrung noch geben? Nichts! Im Gegenteil, sie macht uns stumpf und schwächt unsere Energie. Natürliches, gesundes Essen ist nicht verarbeitet und bietet uns die volle Bandbreite an kraftspendenden Inhaltsstoffen.

Übermäßiger Verzehr von Sojaprodukten

Produkte aus Sojabohnen wie Sojamilch und Tofu haben eine kühlende Wirkung auf den Körper. Daher sollten diese Produkte nur in Maßen verwendet werden, da sie die Lebensenergie schwächen. Es ist klüger eine ausbalancierte Eiweißquelle wie ganze Bohnen zu nutzen. Fermentierte Sojaprodukte wie Shoyu, Miso, Tamari, Tempeh und Natto sind viel bekömmlicher und besser zu verdauen und wirken so weniger schwächend.

Tropische Früchte

Ich finde es immer wieder spannend, wenn ich sehe, wie viele Menschen im kalten Winter literweise frisch gepressten Orangensaft trinken. Und sich dann wundern, warum sie Schnupfen haben und ständig frieren. Orangensaft soll doch so gesund sein. Nein, tropische Früchte wie Mango, Papaya, Grapefruit und Bananen wachsen in tropischen Gefilden und haben eine extreme Yin-Energie. Das heißt, dass sie unseren Körper auskühlen und unser Ojas (Lebensenergie) schwächen. Am besten greifst du zu Früchten, die in deiner Umgebung wachsen. Achte darauf, dass sie saisonal sind und fange nicht an, Erdbeeren im Winter zu essen, da haben sie absolut nichts zu suchen.

Was nährt dich
wirklich im Leben?
Nimm dir Zeit, es
niederzuschreiben.

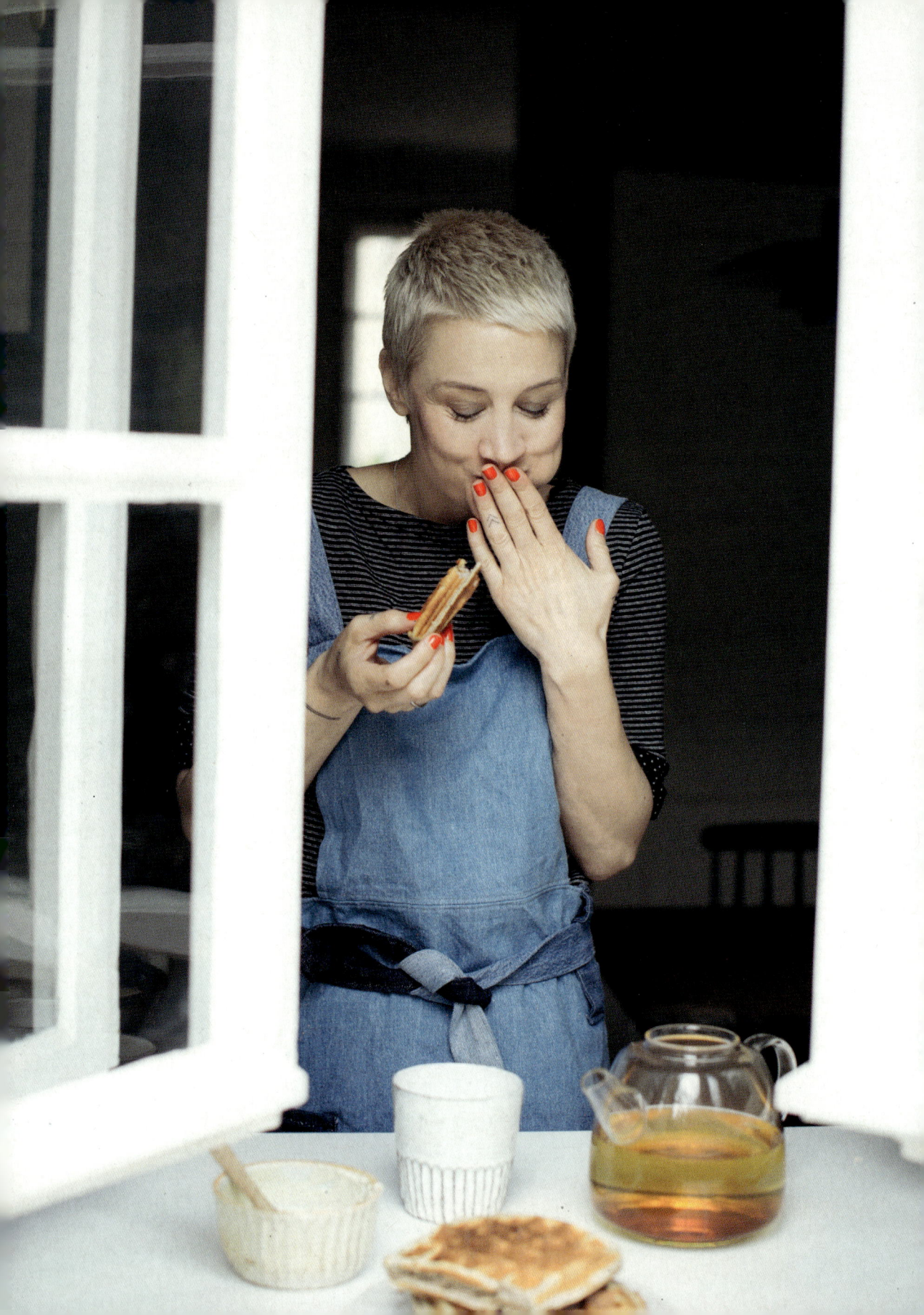

Wie du mit Heißhunger umgehst

Heißhunger-Attacken entstehen oft durch „leeres" Essen. Morgens ein schnödes Toastbrot, mittags ein fades, zerkochtes Essen aus der Kantine und abends dann die Tafel Schokolade auf dem Sofa. Makrobiotik zeigt dir wie ausgeglichene Nahrung dir wahrhaftige Energie schenkt – und zwar langfristig. Ein typisches makrobiotisches Gericht sorgt dafür, dass du dich wohlgenährt und satt fühlst. Du kannst so viel futtern wie du willst, wenn dein Essen nur leere Kalorien enthält, wirst du nie Erfüllung finden.

Sorge dafür, dass du 2–3-mal die Woche einen leckeren Nachtisch bekommst. Aus hochwertigen Zutaten. So kannst du dein inneres Kind verwöhnen. Ausreichender und erholsamer Schlaf reduziert Heißhunger-Attacken. Lass Pausen zwischen den Mahlzeiten. Wenn du am Tag ununterbrochen isst, gibst du deinem Körper nicht genug Zeit, die Nahrung zu verdauen. Es ist besser, nur 2–3-mal täglich zu essen, dann gut ausgewogen und mit Muße und Zeit zu genießen. Wenn du das gewissenhaft machst, brauchst du kaum Snacks zwischendurch und erlaubst deinem Darm hin und wieder eine Pause. Achte darauf, Geschmacksverstärker zu vermeiden. Sie sind nicht nur äußerst schlecht für den Körper und besonders für das Nervensystem, sondern kurbeln auch deinen Hunger ununterbrochen an. Versuche, wenn möglich, koffeinhaltige Getränke zu reduzieren. Die sind extrem Yin und trocknen zudem den Körper aus, was ebenfalls den Heißhunger fördert. Überprüfe auch dein Essverhalten. Ist es wirklich das Stück Sahnetorte, nach dem du dich sehnst? Oder brauchst du einfach nur eine liebevolle Umarmung? Massage?

Wenn du öfters Gelüste hast, führe eine Art Heißhunger-Tagebuch. Das gibt dir einen Überblick darüber, in welchen Situationen der Heißhunger dich überkommt und hilft dir, Strategien dagegen zu entwickeln. Früchte sind auch nicht immer die Lösung. Probier's mal mit süßem Gemüse. Manchmal dämpfe ich mir einfach nur ein paar Karotten, lasse sie recht groß und knabbere sie zwischendurch oder mache mir einen Apfelsaft-Kuzu-Drink, das du auch in diesem Buch findest (S. 218). Ein paar geröstete Nüsse oder Samen können auch hilfreich sein. Versuche immer welche dabeizuhaben. Für den Notfall.

Ausgeglichene Nahrung schenkt dir wahrhaftige Energie.

Heißhunger-Attacken entstehen oft durch „leeres" Essen.

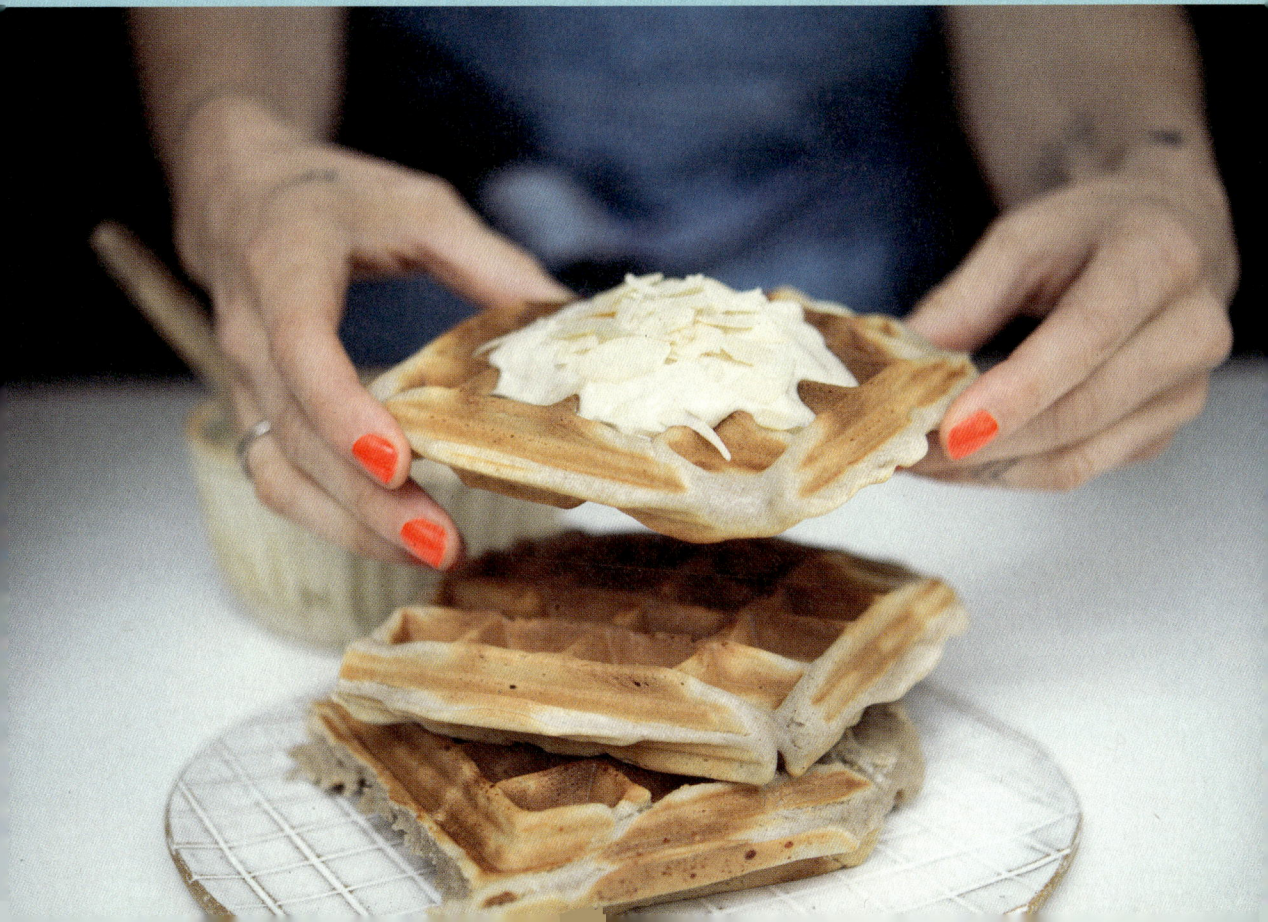

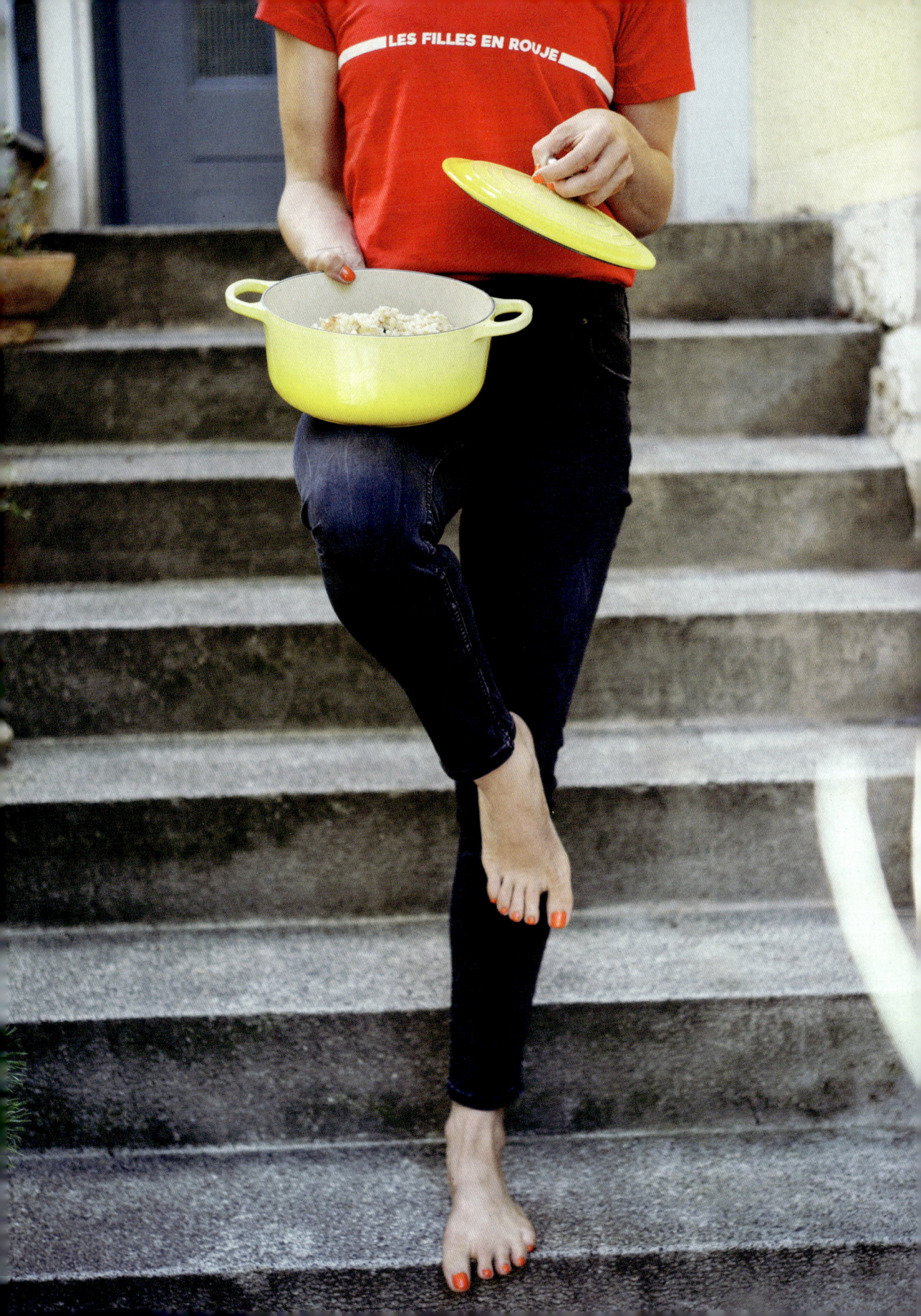

Wie du dein Gericht am besten planst

Heutzutage hat niemand mehr so richtig Zeit. Oder sagen wir mal so: Unsere Zeit setzen wir für alles gern ein, verplempern sie oft für unsinnige Dinge, nur nicht, um wahrhaftig und klug für uns zu sorgen, richtig? Um das zu ändern, möchte ich dir eine einfache Regel ans Herz legen:

Frage dich immer, bevor du dir etwas kochen möchtest, was dir in diesem Moment guttun würde.

Sei ehrlich zu dir. Mal schnell eben eine halbe Tafel Schokolade aus dem Kühlschrank ist sicher nicht, was du wirklich brauchst. Es dauert eine Zeit, bis du spürst, was dein Körper tatsächlich benötigt. Als ich neulich in Tel Aviv war, habe ich frische Avocados und auch Orangen gegessen. Es war der richtige Moment. Das perfekte Klima und die Nahrungsmittel kamen direkt aus dem

Garten. Hier würde ich das im Winter niemals tun, denn ich weiß, was diese Nahrungsmittel mit mir machen. Ich habe auch gar kein Verlangen danach.

Denke daran, was ein ausgeglichenes, makrobiotisches Gericht ausmacht. Welche Eiweißquelle kommt heute auf den Teller? Welche Gemüsesorten sprechen dich an? Welches Getreide würde dich heute nähren? Was für ein Meeresgemüse passt heute für dich? Und wenn du zu den Leuten gehörst, die gern noch ein Dessert nach dem Essen mögen, frage dich, was du dir Gutes tun könntest. Auf diese Weise bringst du Abwechslung in den Alltag. Oder auch nicht, es liegt ganz an dir. Manchmal esse ich auch ein paar Tage hintereinander das gleiche Getreide und Gemüse, das ist total in Ordnung. Fang nicht an, dich zu überplanen.

Bleibe locker.

Wenn Zeit für dich ein Problem ist, rate ich dir, einfach zweimal die Woche genügend Reis und Bohnen zu kochen, sodass du für drei Tage eine Grundlage hast, die eigentlich zeitaufwendig wäre. Dann brauchst du nur noch Gemüse, Algen und vielleicht ein wenig Pickles für ein vollständiges Gericht. Und das ist flink zubereitet. Bohnen und Getreide behutsam aufwärmen – fertig!

Für das Büro empfehle ich dir, dein Essen geschichtet in Gläser zu legen und dann wie einen Salat zum Mittag zu essen. Das brauchst du nicht einmal warm zu machen. Bingo! Hüte dich vor der Mikrowelle! Die richtet viel mehr Schaden an, als du glaubst. Die Strahlen, die die Mikrowelle produziert, sind schädlich für Menschen. Außerdem verändern sie die Struktur der Nahrung.

Gehörst du zu den Menschen, die es nicht schaffen, regelmäßig hochwertiges Essen einzukaufen? Kein Problem! Ich kenne das, weshalb ich mich gern beliefern lasse. Schau einfach mal, ob es einen Bio-Lieferdienst in deiner Stadt gibt. Auch die speziellen makrobiotischen Lebensmittel lasse ich grundsätzlich liefern. Ich bin da ganz pragmatisch und praktisch eingestellt. Mein Bio-Lieferdienst ist hervorragend, sie haben bestes Biogemüse, weshalb ich sicher sein kann, dass ich nur das Beste bekomme. Also keine Scheu davor, dir das Leben in diesem Bereich etwas leichter zu machen, damit du dich hochwertiger nähren kannst. Ich überlege mir oft schon am Sonntag, was ich in der kommenden Woche essen möchte. Dann weiß ich genau, wann ich Bohnen, Hülsenfrüchte einweichen oder Pickles einlegen muss. Ich habe immer Getreide oder Bohnen im Haus, für den Fall, dass es mal schnell gehen muss.

Nützliche Küchenutensilien

Wenn ich von etwas begeistert bin, neige ich dazu, mir alles auf einmal anschaffen zu wollen, um mich mit der Thematik so genau wie möglich auseinanderzusetzen. Zu dumm nur, wenn mich das Thema dann nicht mehr interessiert. Zum Glück war das mit der Makrobiotik nicht so. Meine Empfehlung: Leg dir Schritt für Schritt die Utensilien zu, die du brauchst und übe dich auch hier in Geduld. Natürlich ist es schön, alle Küchenutensilien auf einmal parat zu haben. Es funktioniert aber auch anders. Denke simpel. Du kannst sofort beginnen, ohne dich in Unkosten zu stürzen. In der Makrobiotik kochen wir mit Gas, denn das offene Feuer kreiert eine ausgeglichenere Energie als Strom. Aber auch hier: Mache einfach das, was für dich jetzt möglich ist. Wenn du dann tiefer in die Makrobiotik einsteigen möchtest, ist ein Gasherd eine lohnende Investition!

Kochtopf

Ich liebe Kochtöpfe aus Gusseisen. Das Essen schmeckt einfach viel besser. Ich würde immer in einen hochwertigen Kochtopf investieren, denn es gibt deutliche Unterschiede zu anderen Kochtöpfen. Die Wärmeverteilung ist besser, die Nahrung wird schonender gegart und du sparst Energie durch die lange Wärmespeicherung.

Druckkochtopf

Getreide koche ich am liebsten im Druckkochtopf. Mein Druckkochtopf hat eine mittlere Größe und ist aus rostfreiem Stahl, der reicht wunderbar für eine Familie. Getreide wie Naturreis, Gerste, Dinkel, das im Druckkochtopf gekocht wird, hat eine noch ausgleichendere Kraft und ist leichter verdaulich.

Wok

Nicht zwingend notwendig. Praktisch, wenn du gern frittierst oder mal flink etwas sautieren möchtest. Ich nutze ihn eher selten.

Bratpfanne

Auch hier verwende ich am liebsten Gusseisen. Es erhitzt sich gleichmäßig und hält die Wärme. Etwas aufwendiger in ihrer Pflege, das sollte es dir aber wert sein. Nach der Verwendung immer gleich auswaschen, emsig abtrocknen und mit einem Stück Küchenrolle und ein wenig Sesamöl einfetten.

Messer

Es ist einfach ein Genuss, mit einem hochwertigen Messer zu arbeiten, weil es das Kochen so sehr erleichtert. Außerdem bleibt mit einem hochwertigen Messer die Energie des geschnittenen Lebensmittels erhalten. Ich nutze ein viereckiges japanisches Gemüsemesser, das man Caddie nennt. Bei achtsamer Nutzung hält es jahrelang. In den Geschirrspüler gehört es nicht und sollte immer gleich nach dem Benutzen abgewaschen und abgetrocknet werden. Einmal die Woche fette ich das Messer mit ein wenig Pflanzenöl ein, damit es nicht anfängt zu rosten. Manche machen das nach jedem Gebrauch, was ich etwas übertrieben finde. Mein Messer nehme ich immer mit, wenn ich auf Reisen bin. Ich kann es nicht leiden, wenn ich mein Essen nicht vernünftig schneiden kann.

Gemüsebürste

In der Makrobiotik werden Lebensmittel in Bio-Qualität verarbeitet, daher müssen viele Gemüsesorten gar nicht geschält werden. Um das Gemüse gründlich zu reinigen, ist eine Gemüsebürste sehr praktisch. Du findest sie in jedem Bioladen.

Sushimatte

Um vegane Sushirollen herzustellen nehme ich einfache Sushimatten aus dem Asia Markt. Sie eignen sich auch wunderbar, um Gerichte abzudecken.

Dampfeinsatz

Ein Dampfeinsatz ist sehr praktisch, um Getreide vom Vortag zu erwärmen oder Gemüse zu dämpfen. Meiner ist aus Metall, es gibt aber auch Dampfeinsätze aus Bambus.

Pickles-Presse

Um Pickles herzustellen, nutze ich eine Pickles-Presse, die man in jedem makrobiotischen Online-Shop erhält. Die kannst du aber auch ganz leicht selbst herstellen, indem du ein Glas oder anderes Gefäß nimmst und den Inhalt mit etwas Schwerem nach unten drückst.

Kasu Age

Das japanische Schöpfsieb dient dazu, um Tempura, das ist Frittiertes, aus dem Öl zu fischen.

Aufbewahrungsmittel

Ich bewahre alle meine Lebensmittel in Gläsern auf. Es fühlt sich für mich einfach besser an als Plastik. Wenn ich einkaufen gehe, nehme ich oft Gläser mit, um Nahrungsmittel unverpackt einzukaufen. So reduziere ich Müll.

Suribachi und Surikogi

Eine Reibeschale gehört in jeden makrobiotischen Haushalt. Damit kannst du deine Gewürze wunderbar selbst herstellen. Ein Suribachi ist eine Reibeschale mit Fugen, die es dir leicht machen, Samen oder andere Dinge zu verreiben. Der dazugehörige Surikogi ist ein Holzstößel, ohne den du nichts gemahlen bekommst. Auch lassen sich Dressings und Dips damit kinderleicht herstellen.

Reibe

Um Ingwer-, Kurkumawurzel oder anderes Gemüse zu reiben, nutze ich eine kleine Reibe aus Keramik. Ich ziehe eine Reibe aus Keramik einer aus rostfreiem Stahl vor, weil die Nahrung damit schonender verarbeitet wird.

Reisspachtel

Zum Servieren oder Rösten von Getreide, Samen oder Mehl empfehle ich Bambusspachtel. Du findest sie in verschiedenen Größen in jedem Asia Markt.

Schneidebrett

Grundsätzlich schneide ich nur auf qualitativ hochwertig hergestellten Holzbrettern. Sie sollten unbearbeitet sein und auf keinen Fall lackiert. Es lohnt sich, ein großes und ein kleines Brett anzuschaffen.

Stäbchen

Japanische Stäbchen sind praktisch, wenn du etwas frittierst oder schauen möchtest, ob das Gemüse oder Gebackene schon gar ist.

Geschirr

Ich liebe schöne Keramik und gehe dafür auch weite Wege. Mir machen eine liebevoll von Hand hergestellte Schüssel, Teller oder Becher einfach große Freude. Das Essen schmeckt mir dann viel besser.

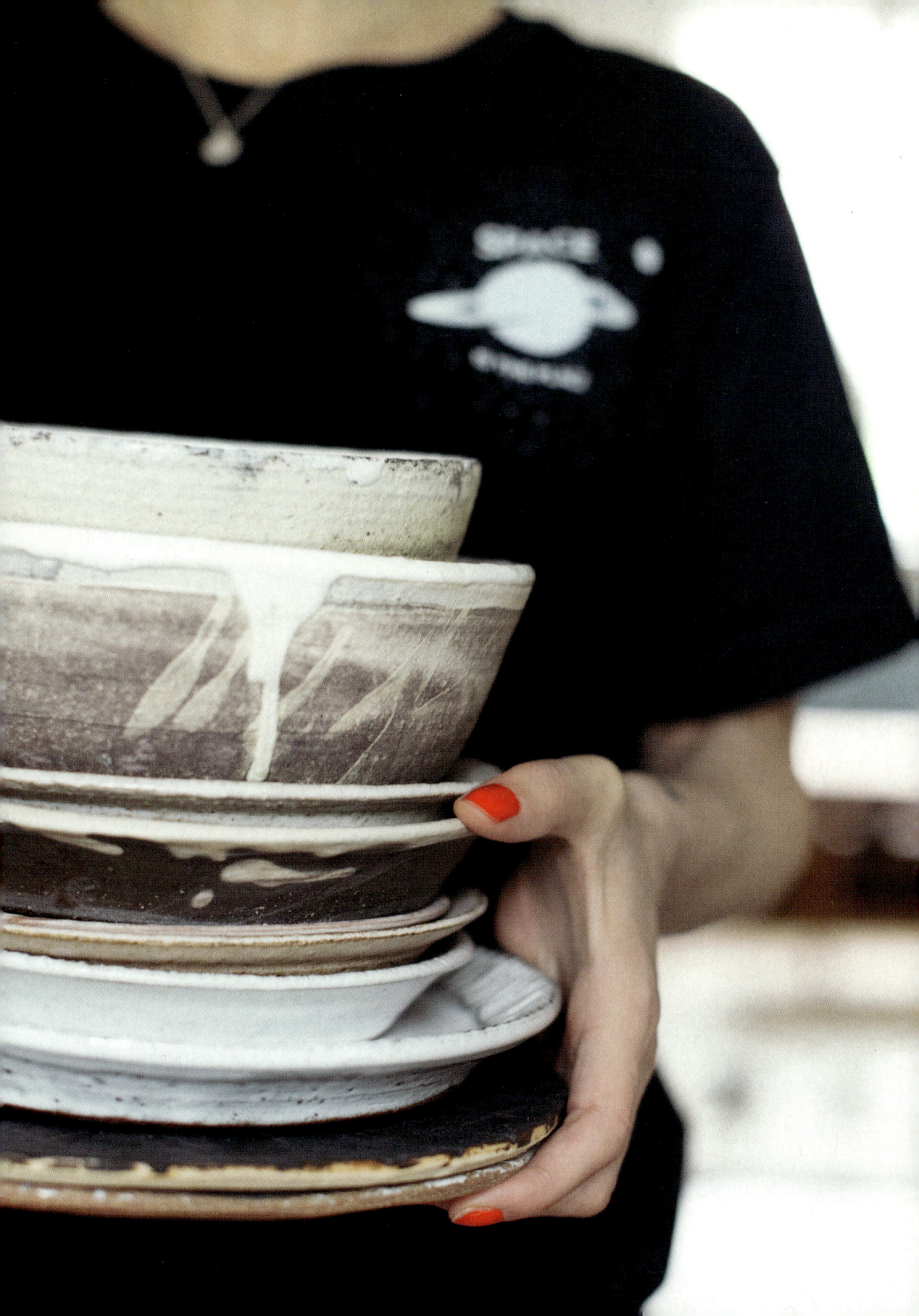

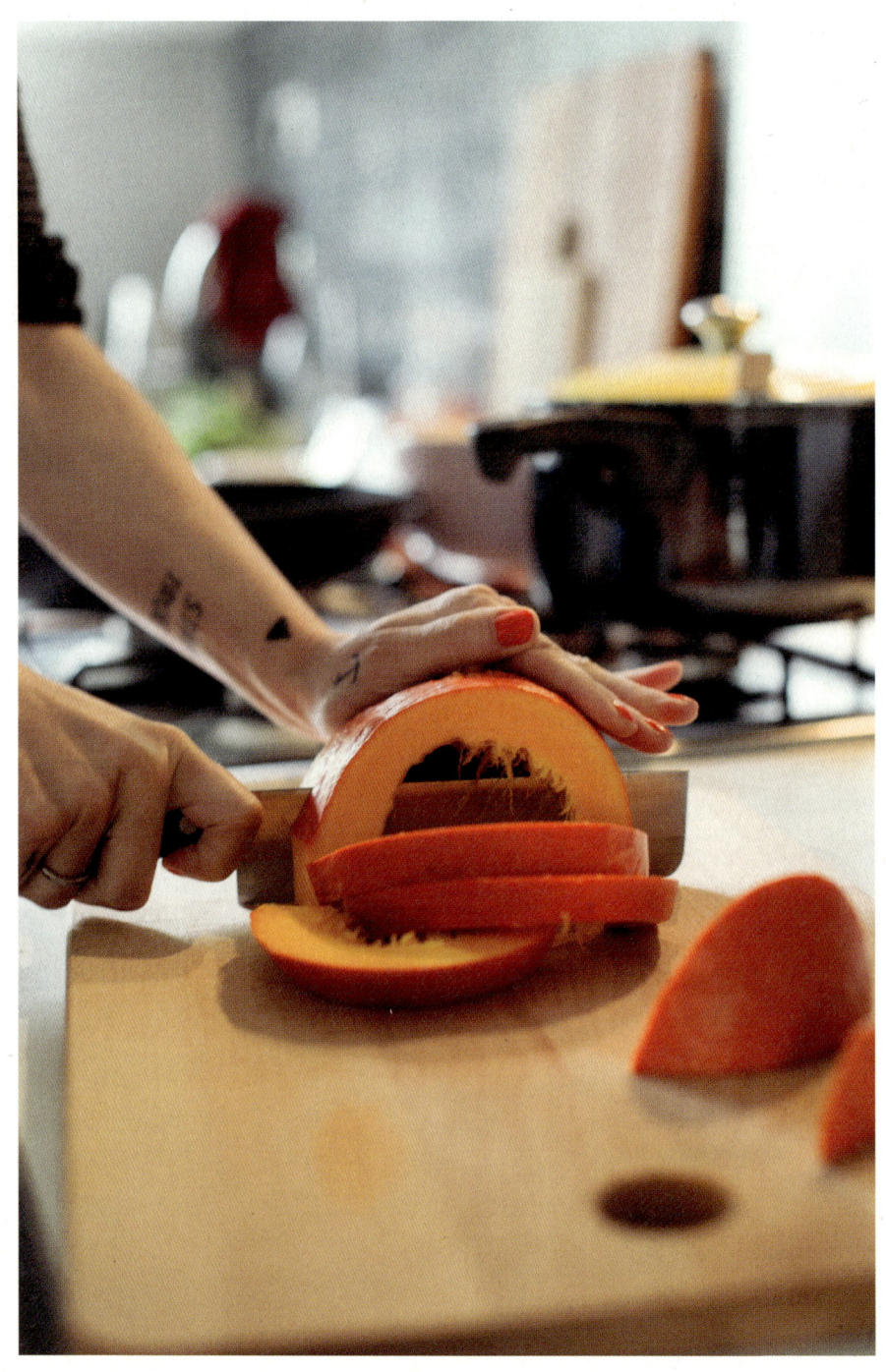

Schneidetechniken

Es gibt unzählige Arten, Gemüse zu schneiden. Das bringt Abwechslung in unsere Küche und hilft uns, das Gemüse flinker zu kochen oder zu braten. Ich stelle dir nur die wichtigsten Techniken vor, es gibt noch viel mehr. Mein Lehrer war damals sehr akribisch und hat für jedes Gemüse, das er schnitt, das Holzbrett und das Messer gereinigt. Ich fand das anfangs ein wenig überspitzt, verstand aber mit der Zeit den Sinn dahinter. Alle Gemüsesorten haben ihre ganz eigene Energie und sollten möglichst bei der Zubereitung nicht vermischt werden. Das ist nicht immer möglich, vor allem, wenn man ein Gericht im Wok zubereitet. Generell sollten wir aber darauf achten, jedem Gemüse eine eigene Behandlung zuteilwerden zu lassen. Nach jedem Gemüse sollte also das Brett und das Messer kurz unter kaltem Wasser abgespült werden. Da ich immer Gemüse in Bio-Qualität kaufe, schäle ich fast nichts. Außer einen dicken, festen Sellerie vielleicht. Generell versuchen wir in der Makrobiotik das gesamte Gemüse zu verwenden. Schau dir dein Gemüse an und schneide so klug wie möglich. Versuche nur, was absolut nicht zu verwenden ist, in den Müll zu werfen. Schneide jedes Gemüse in gleich große Stücke. Jedes Gemüse hat einen Yin- und einen Yang-Anteil. Nach oben hin ist es immer mehr Yin und nach unten mehr Yang. Deshalb ist es gut, jedes Gemüse so zu schneiden, dass beide Eigenschaften vertreten sind. Das ist nicht immer möglich. Aber vielleicht kannst du darauf achten, dass die Menschen, die mehr zu einer Yin-Energie neigen, den Yang, also den unteren Part des Gemüses und die, die einen Yang-Überschuss haben, mehr von dem oberen Teil bekommen.

Halbmonde

Schneide das Gemüse einmal der Länge nach durch und von dort dann in Halbmonde. Achte wirklich darauf, dass alle Halbmonde gleich groß werden. Gut geeignet für Karotte, Pastinake, Steckrübe etc.

Viertelmonde

Wie bei den Halbmonden das Gemüse der Länge nach durchschneiden. Danach jede Hälfte noch einmal halbieren und dann zu Viertelmonde schneiden. Besonders gut für die Misosuppe am Morgen oder Salate.

Würfel

Diese Technik nutze ich meist für Tofu, Tempeh oder Seitan – aber auch für große Gemüsesorten wie Sellerie, Kürbis, aber auch Süßkartoffel.

Schräge Technik

Diese Schneideform liebe ich sehr. Meistens nutze ich sie für Karotten oder Pastinaken. Einfach das Gemüse in schräge Stücke scheiden und dabei jedes Mal um 180 Grad drehen.

Kohl schneiden

Es gibt zwei schöne Techniken, Kohl zu schneiden. Einmal kannst du ihn einfach halbieren, den Strunk entfernen und dann in Scheiben schneiden oder du wäschst die ganzen Blätter, legst sie übereinander, halbierst sie am Strunk und schneidest sie von oben nach unten in große oder kleine Streifen.

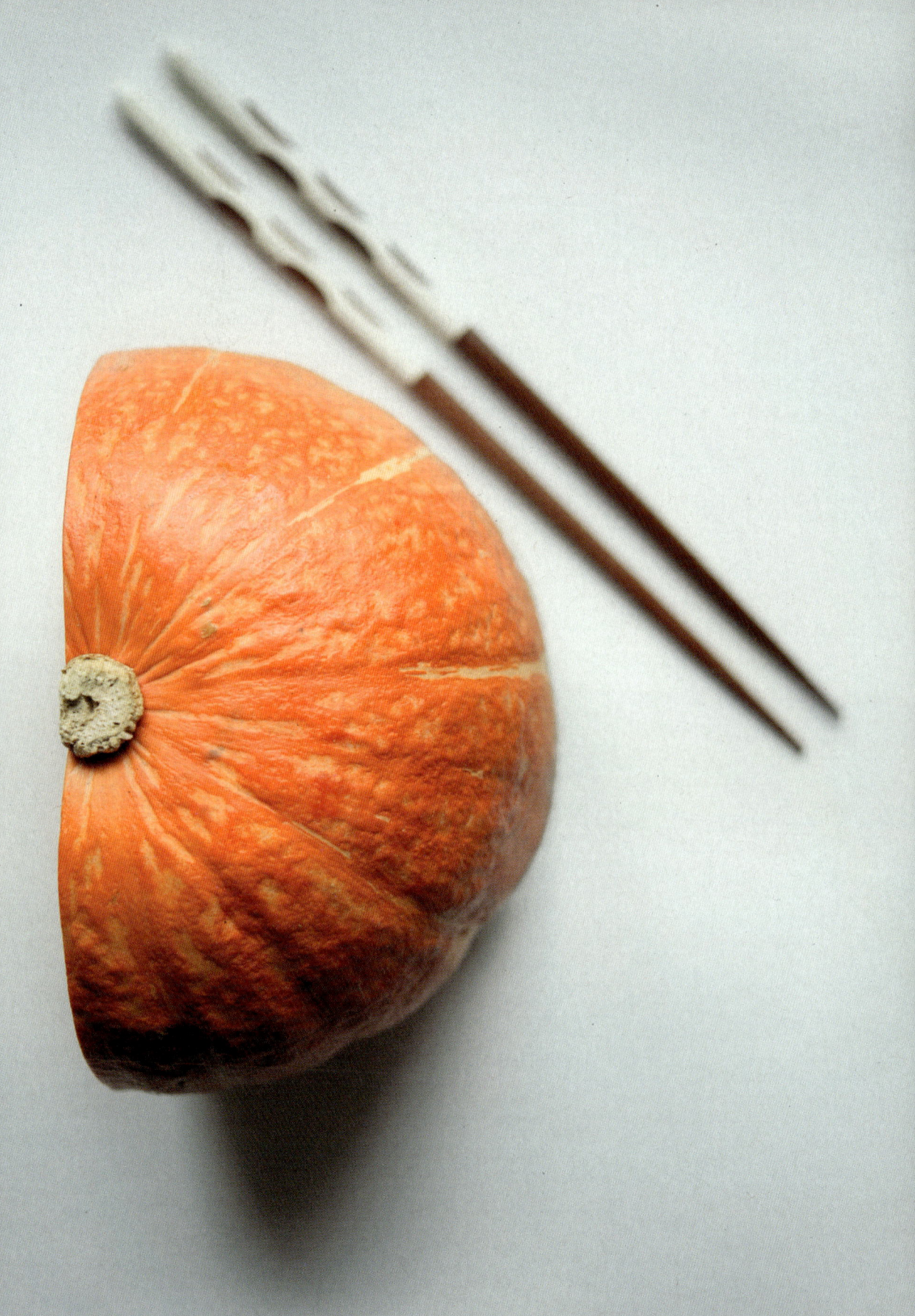

Die verschiedenen Kochtechniken

Blanchieren

Beim Blanchieren bleibt das Gemüse schön knackig. Nimm einen Topf und fülle ihn zur Hälfte mit Wasser. Gib ¼ Teelöffel Salz hinzu und bringe alles zum Kochen. Gib nun dein Gemüse für 1–3 Minuten in das Wasser hinein. Besonders nett im Sommer – zu einem Salat.

Sautieren

Wenn du dein Gemüse oder auch Obst ein wenig yanger machen möchtest, ist das Sautieren eine gute Lösung. Dafür wärmst du deinen Kochtopf vor und ölst ihn dann mit einem Pinsel leicht ein. Dann legst du Blattgemüse nach unten und schwereres Gemüse wie Wurzeln darauf. Gib eine Prise Salz auf das Gemüse. Das Gemüse nicht umrühren. Es ist bereits nach ein paar Minuten fertig, wenn das Kondenswasser auf dem oberen Gemüse zu sehen ist. Achte darauf, dass du die kleinste Flamme nutzt. Anders ist die Technik, wenn du alles ganz fein schneidest. Da beginnst du mit dem festen Gemüse und gibst das yinnere Gemüse zum Schluss unter ständigem Rühren hinzu.

Dämpfen

Fülle ein wenig Wasser in einen Topf und stell einen Dampfeinsatz hinein. Leg dein Gemüse in den Einsatz, gib eine Prise Salz hinzu und verschließe den Topf mit einem Deckel. Nach fünf bis zehn Minuten ist das Gemüse fertig.

Frittieren

Im Winter oder wenn ich besonders viel Kraft brauche esse ich sehr gern Frittiertes wie Tempura. Dafür backe ich Gemüse oder andere Nahrungsmittel in Frittieröl aus. Wie das genau geht, findest du im Rezept „Tempura" (Seite 129).

Druckkochen

Für Getreide oder Gemüse und die beste Zubereitungsmethode für Vollkornreis, da der Reis schnell und gut durchgekocht wird. So schmeckt er süßlicher und nährt Körper und Seele. Das schafft keine andere Zubereitungstechnik.

Welche Öle ich gern verwende

Grundsätzlich nehme ich immer pflanzliche Öle von höchster Qualität, d. h. sie sind kalt gepresst und stammen aus kontrolliert biologischem Anbau. Durch die kalte Pressung behalten die Öle ihre Nährstoffe, Antioxidantien und kostbaren essenziellen Omega-3-, Omega-6- und Omega-9-Fettsäuren, die unser Körper nicht allein herstellen kann. Sie kurbeln den Stoffwechsel an, schenken unserem Körper Kraft und dem Geist Konzentration. Hochwertige, unraffinierte Öle sind geschmacklich unschlagbar und du solltest dich von dem Preis nicht abschrecken lassen. Diese Investition lohnt sich garantiert. In Berlin kaufe ich gern direkt bei einer Ölmühle, vielleicht findest du bei dir in der Nähe ja auch einen hochwertigen Anbieter. Glaub mir, das macht einen riesigen Unterschied! Generell gilt: Sei nicht verschwenderisch mit Ölen, setze sie bewusst ein.

Meine Lieblingsöle: Sesamöl – hell und unraffiniert

Sesamöl – dunkel, geröstet und unraffiniert

Olivenöl – kalt gepresst, nativ extra

Leinöl – kalt gepresst

verschiedene Nussöle

Was ist Miso?

Miso ist eine vergorene Sojabohnenpaste und gehört in Japan zu den wichtigsten Lebensmitteln. Es wird dort sehr geschätzt und ist vielseitig einsetzbar. Man kann Miso für Dips, Suppen, Dressings, Saucen, Getreidegerichte und vieles mehr nutzen. Wie die Würzmittel Tamari, Shoyu und Genmai Su wird Miso unter Verwendung von Koji zubereitet, einer Bakterienkultur, die stärke- und eiweißzersetzende Enzyme enthält, wie sie ähnlich auch im menschlichen Speichel vorkommen.

Miso wird aus Sojabohnen, Salz und einem Getreide hergestellt. Diese Zutaten reifen mit dem Koji für 2–3 Jahre (manchmal auch kürzer, wie bei Shiro Miso) in schweren Holzfässern.

Miso ist sehr gut verdaulich und enthält wertvolle Enzyme, die die Verdauung anderer Nahrungsmittel unterstützen. Miso enthält außerdem viele Vitamine (Auch das Vitamin B12, das gerade für Vegetarier sehr wichtig ist!) und Mineralstoffe. In Japan wird Miso als Wundermittel bezeichnet. Miso, das mehr als 1,5 Jahre gereift wurde, stärkt den Magen, Darm und das Blut. Es wurde medizinisch nachgewiesen, dass Miso Arterienverhärtung mindert, radioaktive Elemente aus dem Körper spült und hohen Blutdruck senkt. Ach ja, eine schöne Haut macht es auch noch und es ist auch noch extrem lecker. Miso sollte immer von höchster Qualität sein und nicht im Asia-Laden gekauft werden. Die Misosorten, die ich gerne verwende:

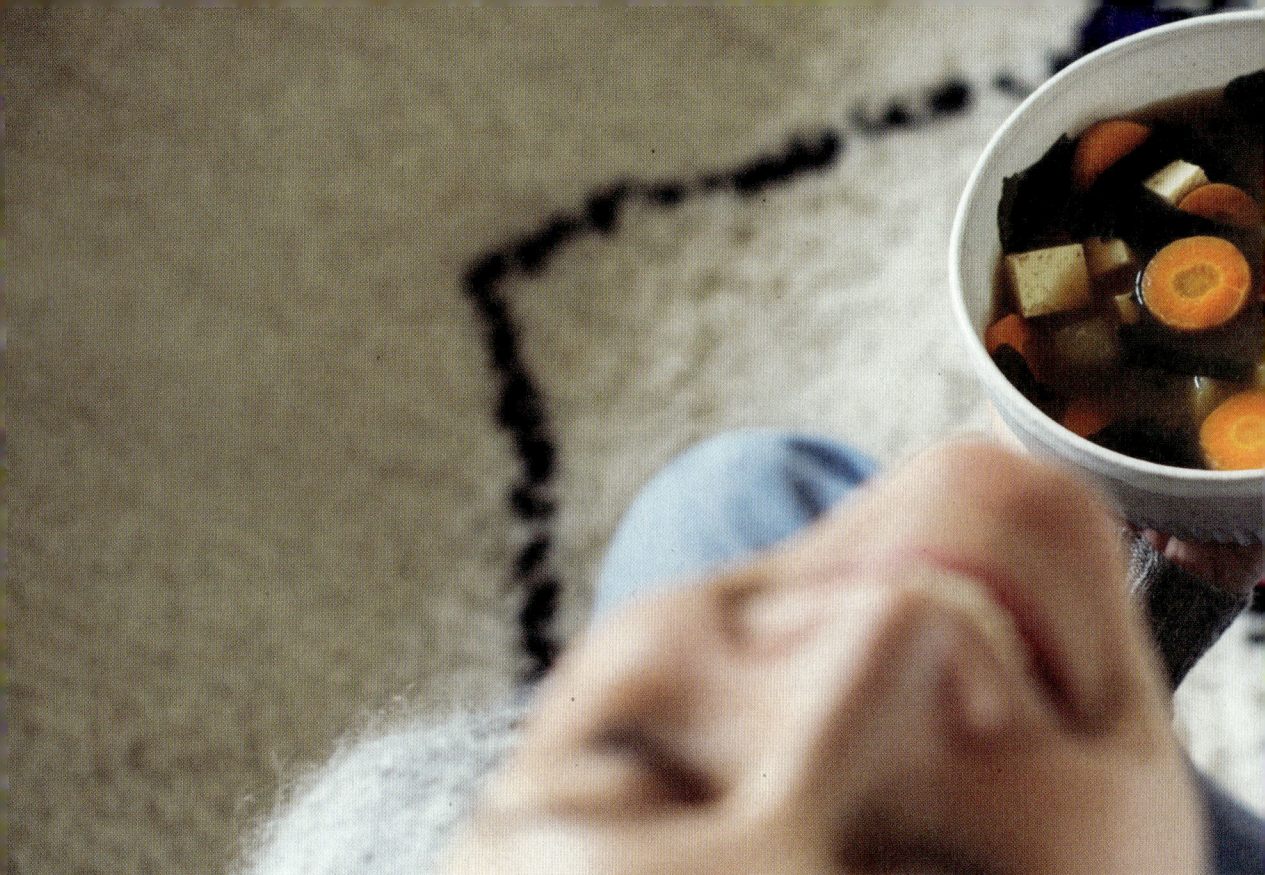

Mugi Miso

Gerstenmiso hat einen herzhaften Geschmack und kann täglich genutzt werden. Seine Reifezeit beträgt ungefähr zwei Jahre und hat zahlreiche gesundheitsfördernde Eigenschaften.

Genmai Miso

Dieses Miso besteht aus Vollkornreis und hat einen weniger intensiven Geschmack als Gerstenmiso.

Akadashi Miso

Dieses Miso ist eine Mischung aus Shiro Miso und Hatcho Miso. Ich nehme es sehr gern, um Dressings, Aufstriche oder Saucen zu machen.

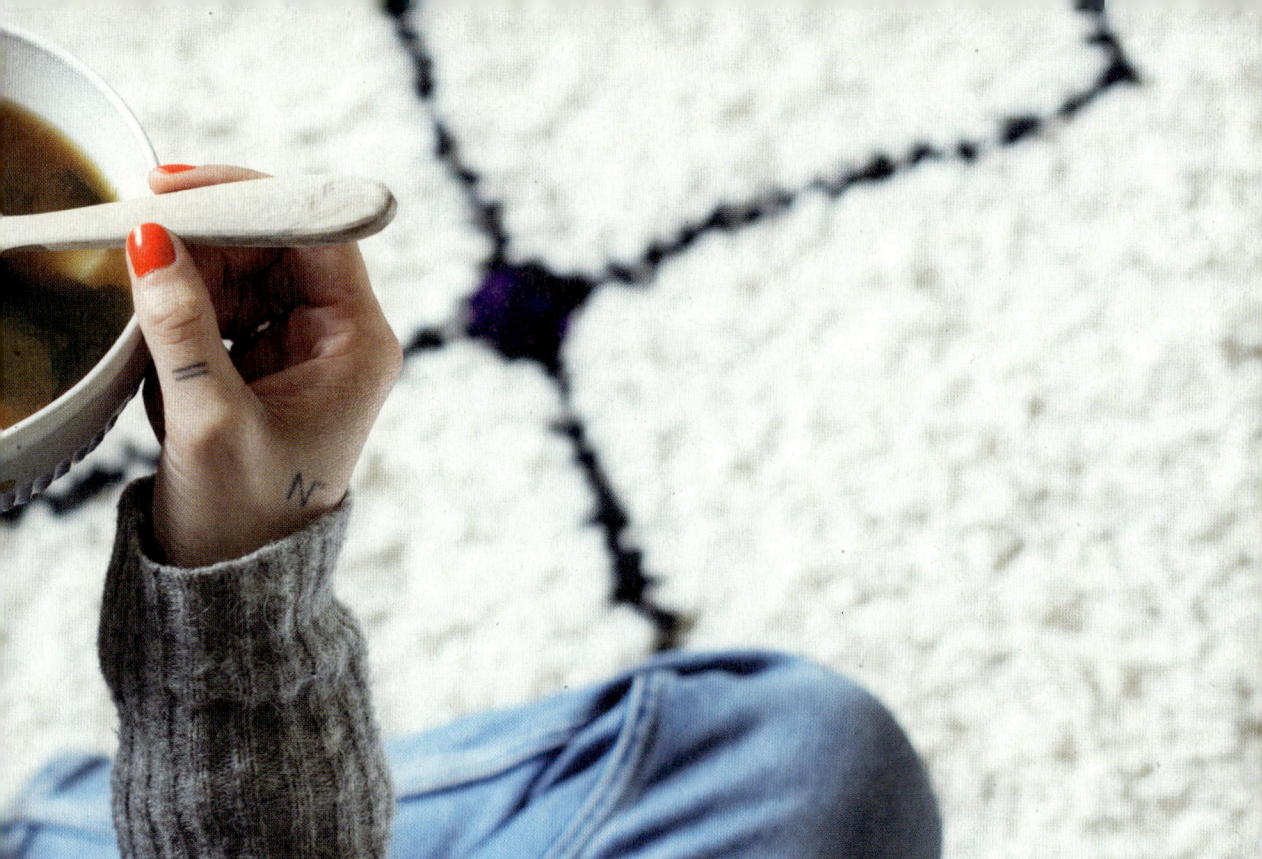

Hatcho Miso

Das trockenste und salzigste Miso. Es wird ganz ohne Getreide hergestellt. Hatcho Miso besteht nur aus Sojabohnen, Meersalz und Koji. Dieses Miso ist nicht für den alltäglichen Gebrauch geeignet, sondern wird eher bei Erkältung und Kräftigung des Körpers genutzt.

Shiro Miso

Shiro Miso ist ein leichtes Miso, das nur kurze Zeit gereift ist. Es hat einen süßlichen Geschmack und ist eher für wärmere Jahreszeiten gedacht. Es ist ein super Würzmittel, das aber nur wenig gesundheitsfördernde Eigenschaften hat.

Makrobiotische Zutaten,
die du in der Küche haben solltest

Shoyu

Shoyu (Sojasauce) wird aus Sojabohnen, Wasser, Weizen und Meersalz hergestellt. Es ist eine fabelhafte Würzsauce und mit Tofu das bekannteste japanische Lebensmittel.

Tamari

Tamari besteht nur aus Sojabohnen, Meersalz und Wasser. Tamari ist stärker im Geschmack als Shoyu. Es ist glutenfrei und eignet sich gut für Saucen und Dips. Sie wird auch gern eingesetzt, um ein Gericht zu verfeinern.

Kuzu

Kuzu ist ein hochwertiges Stärke-, aber auch Heilmittel aus einer japanischen Wildpflanze. Das darf auf keinen Fall in deinem Haushalt fehlen. Ich brauche es vor allem zum Andicken von Speisen, aber auch für Kuzu-Getränke, die den Verdauungstrakt stärken und auch Erkältungen lindern. Kuzu hat wie Agar-Agar auch einen neutralen Geschmack.

Umeboshi-Pflaumen, Ume-Paste + Ume Su

Umeboshi-Pflaumen und Ume Su sind Gärprodukte und haben aufgrund der Milchsäurebakterien eine gesundheitsfördernde Wirkung auf das Verdauungssystem. Umeboshi- bzw. Ume Su-Würzsauce dürften sich bei Menschen mit zu viel Magensäure günstig auf die Verdauung auswirken. Ume Su wird als

Ersatz für Essig verwendet, durch den säuerlich-salzigen Geschmack eignet es sich sehr gut für Salate. Ume-Paste eignet sich gut für Sushi und Aufstriche.

Shiitakepilze

Shiitakepilze werden auf Eichenstämmen gezogen und sind in der japanischen Küche sehr beliebt. Es gibt sie in frischer und in getrockneter Form. Außer ihrem guten Geschmack als Suppengrundlage und Beilage zu Reis oder Wurzelgemüse sind sie dafür bekannt, die Nieren zu stärken und die Ausscheidung von Cholesterinablagerungen aus tierischer Nahrung zu unterstützen.

Agar-Agar

Agar-Agar oder auch japanisch Kanten genannt ist die asiatische Variante von Gelatine. Agar-Agar wird vor allem aus Rotalgen hergestellt. Der Geschmack ist neutral. Es wird hauptsächlich als Geliermittel, Verdickungsmittel und für die Herstellung von Süßwaren verwendet.

Bancha Tee

Dieser Tee kann täglich getrunken werden und gehört zu den gängigsten Getränken in der Makrobiotik. Mehr zum Thema Bancha Tee kannst du unter Getränke ab Seite 215 lesen.

Mirin

Mirin ist ein süßes Würzmittel aus Vollkornreis, das du anstatt Zucker oder auch Sojasauce verwenden kannst.

Makrobiotische Süßungsmittel

Amazake

Amazake nennt man den süßen Reisbrei, der auch gern als Zuckerersatz genommen wird. Es ist ein typisches makrobiotisches Lebensmittel. Ich gebe mir oft einen Löffel auf mein Porridge oder Leinsamen-Pudding, köstlich! Amazake entsteht mithilfe des Koji-Pilzes beim Fermentieren von Vollkornreis. Dieser Pilz wird auch bei der Fermentation von Miso, Sake (Reiswein) und Sojasaucen genutzt. Die Enzyme von Koji verwandeln die Stärke von Vollkornreis in langsamen, gesunden Zucker. Es gibt auch Amazake aus Hirse und anderen Getreidesorten.

Reismalz und Gerstenmalz

Diese beiden Süßmittel werden durch das Ankeimen des ganzen Getreidekorns hergestellt. Reis- und Gerstenmalz sind intensiver im Geschmack als Reissirup. Sie enthalten viele natürliche Mineralstoffe wie Eisen, Kalzium und Magnesium. Im Gegensatz zu raffiniertem Zucker bleibt bei der Herstellung von Reis- oder Gerstenmalz ein größerer Teil an Mehrfachzucker enthalten, weshalb dieser Zucker viel langsamer ins Blut geht und viel länger vorhält. Wenn du eine Glutenunverträglichkeit haben solltest, solltest du lieber auf Reissirup ausweichen.

Reissirup

Während Reismalz in einem aufwändigen Keimverfahren gewonnen wird, entsteht Reissirup durch die Zugabe von Enzymen zu Reismehl. Reissirup ist ein Zuckerersatz, der aus Reismehl und Wasser hergestellt wird. Durch Wärme und Enzyme wird die Masse zu Sirup verdickt und erhält ihre typische goldgelbe Farbe. Aufgrund der Ähnlichkeit zu Honig wird der Zuckerersatz auch Reishonig genannt. Wobei die Süßkraft viel geringer ist als beim herkömmlichen Honig.

Deine

Notizen

REZEPTE

Meine Rezepte sind nur Ideen. Du kannst sie wild kombinieren, austauschen, erneuern. Stelle dir aus verschiedenen Rezepten ein eigenes Gericht zusammen. Sei erfinderisch. Halte dich dabei so gut es geht an das, was auf einen makrobiotischen Teller gehört. Wie du das ausfüllst, bestimmst du! Beginnen wir mit ein paar Basics, also mit der Zubereitung von Getreide und Bohnen.

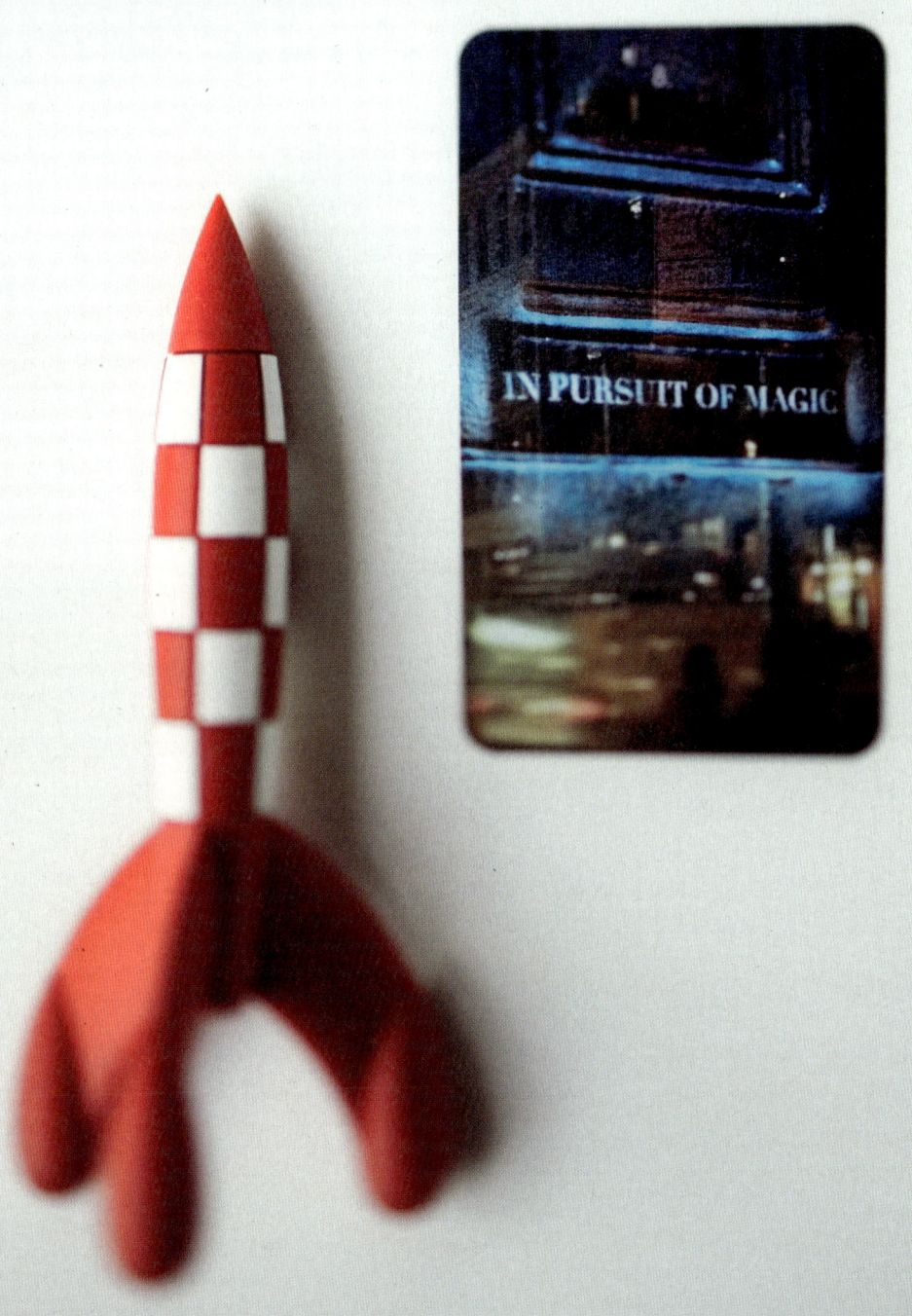

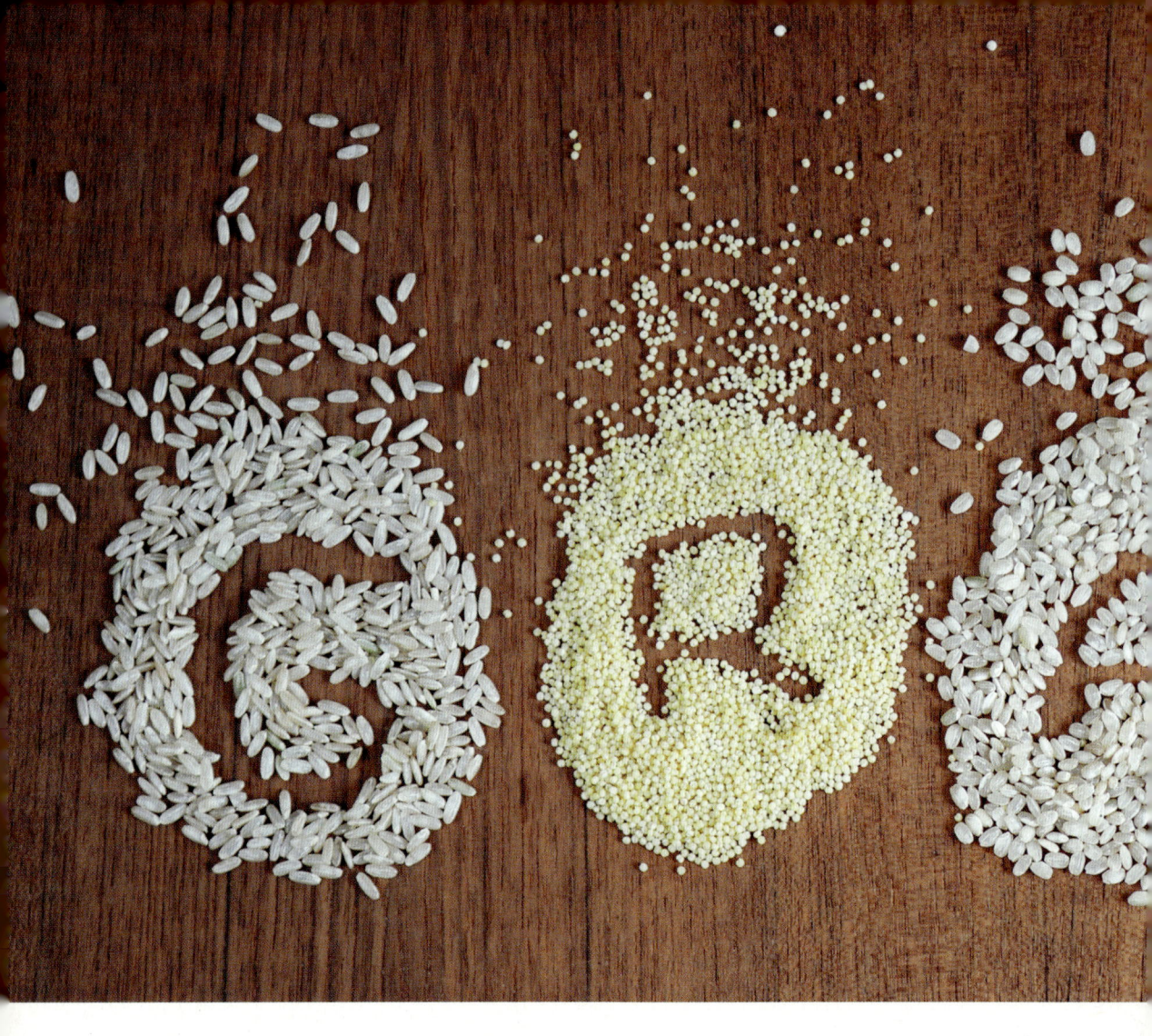

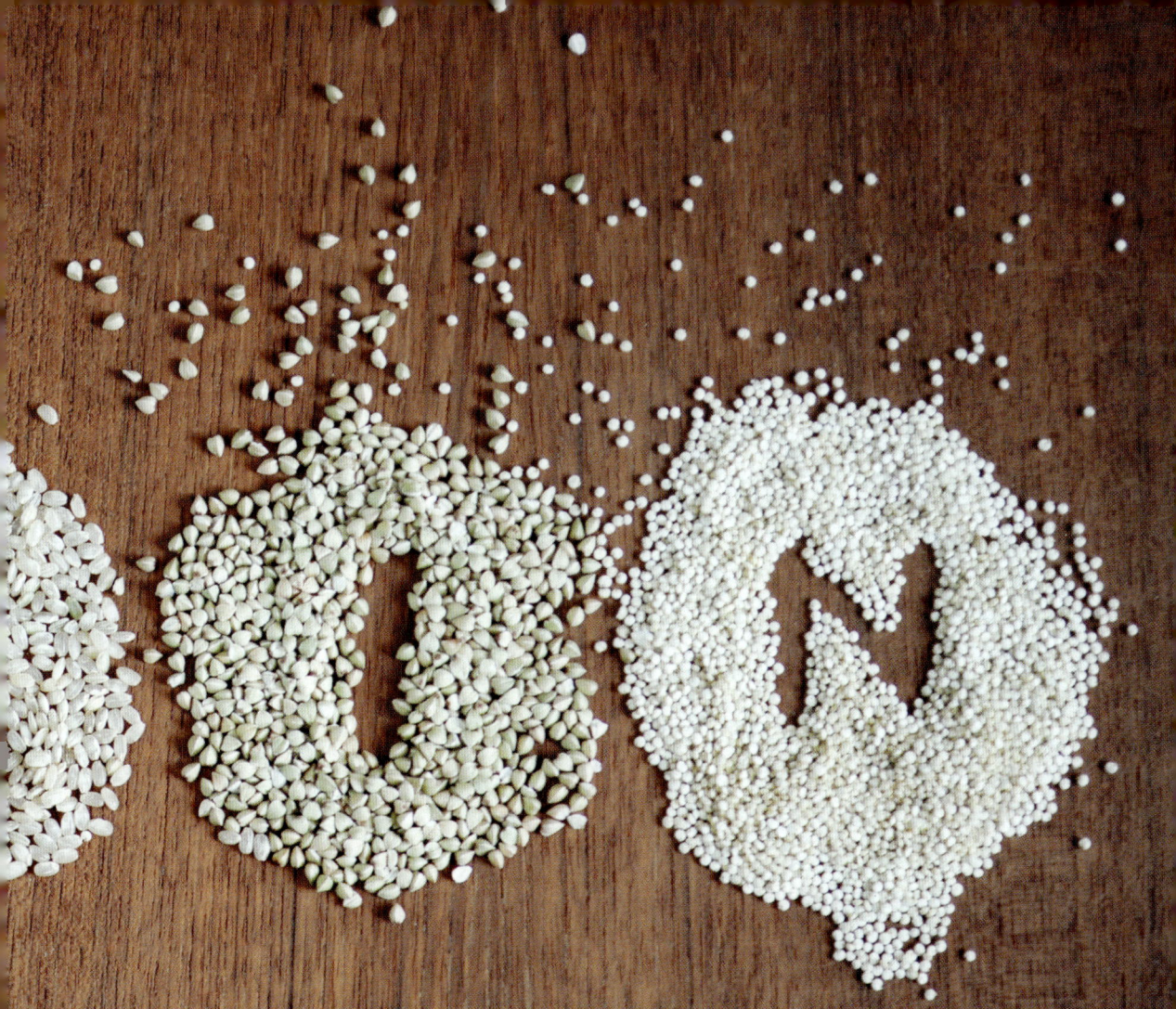

Wie du Getreide zubereitest

Vollkorngetreide spielt in der Makrobiotik eine wichtige Rolle. Damit es nicht langweilig wird, probiere verschiedene Getreidearten aus. Ich rechne eine halbe Tasse Getreide (ca. 85 g) pro Person. Die Rezepte sind immer für zwei Personen gedacht; wenn nicht, ist es vermerkt.

Vollkornreis im normalen Topf kochen

1 Tasse Reis // 2 Tassen Wasser // 1 Prise Meersalz

Den Vollkornreis kräftig waschen und die grünen Reiskörner entfernen. In einen Topf geben und das Wasser und das Salz hinzufügen. Alles zum Kochen bringen. Dann auf kleinster Stufe für etwa eine Stunde köcheln lassen. Den Vollkornreis in eine Schüssel umfüllen. Damit der Reis nicht austrocknet, decke ich ihn gern mit einer Sushimatte ab.

Vollkornreis im Druckkochtopf

1 Tasse Vollkornreis // 1½ Tassen Wasser // 1 Prise Meersalz oder ein Stück Kombu Alge

Reis sorgfältig waschen und mit Wasser und Salz in deinen Druckkochtopf geben. Den Topf gut verschließen, den Druckkochtopf auf Stufe 1 stellen und deinen Herd auf die höchste Stufe stellen. Wenn dein Druckkochtopf anfängt zu zischen und der Druck sich erhöht, die Flamme auf die kleinste Stufe stellen. Nach 45–50 Minuten ist der Reis gar. Nun den Herd ausstellen und warten, bis der Druck von selbst entwichen ist. Den Deckel entfernen und den Reis mit einem Reisspachtel sanft umrühren und verzehren.

Buchweizen

1 Tasse Buchweizen // 2 Tassen Wasser // 1 Umeboshi-Pflaume

Den Buchweizen gut waschen und in einer Pfanne trocken rösten. Wasser dazugeben und mit einer Umeboshi-Pflaume für 35–40 Minuten auf kleiner Flamme kochen.

Gerste

1 Tasse Gerste // 2 Tassen Wasser // 1 Prise Meersalz

Die Gerste über Nacht einweichen, gut waschen und in einem Druckkochtopf für 45 Minuten kochen. In einem normalen Kochtopf nimmst du etwa eine extra Tasse Wasser dazu und kochst die Gerste ungefähr 70 Minuten, bis das Wasser aufgekocht und die Gerste schön weich ist.

Hirse

1 Tasse Hirse // 2½ Tassen Wasser // 1 Prise Meersalz oder 1 Stück Kombu Alge

Hirse sorgsam waschen – Hirse kann wirklich ziemlich verunreinigt sein – und in dem Wasser mit dem Salz für 25–30 Minuten kochen.

Quinoa

1 Tasse Quinoa // 2 Tassen Wasser // 1 Prise Meersalz

Wie bei der Hirse den Quinoa gut in einem Sieb waschen, dann 20–25 Minuten auf kleiner Flamme gar köcheln.

Amaranth

1 Tasse Amaranth // 2 Tassen Wasser // 1 Prise Meersalz

Amaranth über Nacht einweichen und anschließend gut waschen. In dem Wasser mit dem Meersalz für 30–35 Minuten garen.

Wie du Hülsenfrüchte zubereitest

Ich koche immer gleich größere Mengen an Bohnen oder anderen Hülsenfrüchten. Das spart Zeit und ich habe ein wichtiges Basic schnell zur Verfügung, wenn es dann doch mal zackiger gehen soll mit der Zubereitung eines Gerichts.

Bohnen im normalen Topf kochen

Lege die Bohnen oder andere Hülsenfrüchte über Nacht mit einem Stück Kombu in einer großen Schüssel in ausreichend Wasser, sodass die Bohnen 2–3 cm gut bedeckt sind, ein. Danach spülst du sie 2–3-mal gründlich ab. Koche die Hülsenfrüchte auf kleiner Flamme ohne Deckel für ungefähr 1,5 bis 2 Stunden mit der doppelten Menge Wasser. Sollte das Wasser nicht reichen, kannst du während des Kochens lauwarmes Wasser hinzufügen. Wenn sich zwischendurch Schaum gebildet hat diesen entfernen. Am Ende mit ein wenig Salz, Shoyu oder Tamari salzen. Die Bohnen sind gar, wenn sie schön zart sind.

So geht es im Druckkochtopf

Im Druckkochtopf nehme ich immer vorsichtshalber die dreifache Menge an Wasser. Bringe die vorher eingeweichten Bohnen zum Kochen ohne Deckel und prüfe, ob sich noch Schaum gebildet hat. Falls ja, schöpfe den Schaum ab. Dann den Deckel auf die erste Stufe stellen, den Topf gut verschließen und für mindestens 60 Minuten auf geringer Flamme köcheln lassen. Am Ende wieder salzen, fertig.

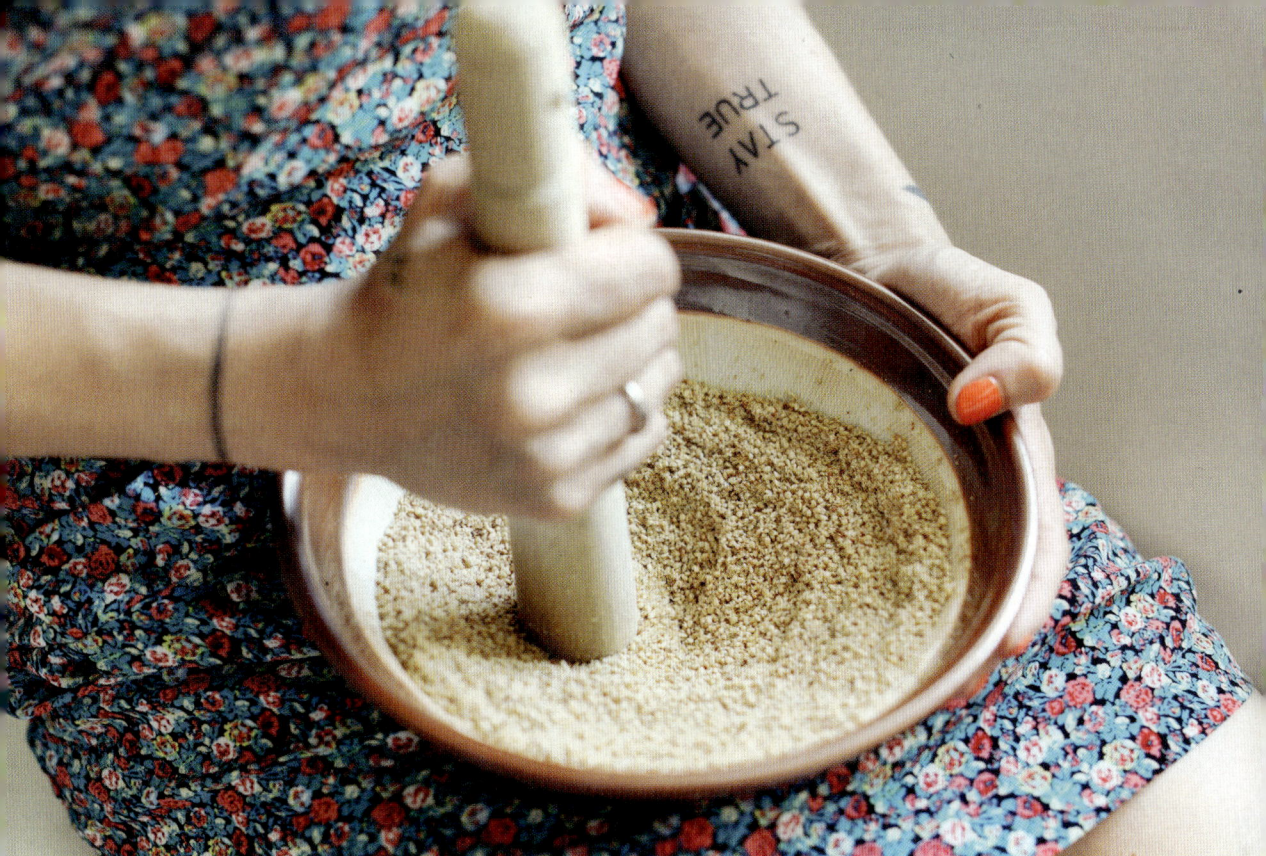

Wie du makrobiotische Gewürze zubereitest

Mit makrobiotischen Gewürzen verfeinern wir nicht nur unsere Mahlzeiten, sondern sie sind auch wertvolle Hausmittelchen. Sie können einen übersäuerten Magen entgegenwirken, Kopfschmerzen lindern und die Verdauung stärken und fördern.

Gomasio – Das makrobiotische Würzmittel selber machen

Das makrobiotische Würzmittel Gomasio ist aus meiner Küche nicht wegzudenken. Es gibt meinen Gerichten das gewisse Etwas. Natürlich kommt gekauftes Gomasio niemals an selbst gemachtes heran. Als ich längere Zeit in

Frankreich bei meinem makrobiotischen Lehrer René Levy verbrachte, lernte ich, wie man vernünftiges Gomasio herstellt. Gomasio selber zu machen ist eigentlich kinderleicht, bedarf jedoch hundertprozentige Aufmerksamkeit. Denn wenn du den Moment verpennst, die Sesamsamen nicht gewissenhaft röstest, wird das Gomasio einfach grässlich bitter. Die Samen haben ein qualitativ hochwertiges Öl und ein gutes Verhältnis von Kalzium und Phosphor, das die Entwicklung unseres Nervensystems und die Knochenbildung unterstützt. Das Lecithin in den Sesamsamen löst Cholesterin auf, das sich an den Wänden der Venen und Arterien absetzt. Sesamsamen sind reich an Mineralstoffen. Sie enthalten als einziges pflanzliches Nahrungsmittel alle essenziellen Aminosäuren.

Für Gomasio nehme ich die hellen Sesamsamen, die ich im Bioladen kaufe. Ich stelle immer gleich eine große Menge Gomasio her, denn ich verschenke es gern. Es ist ein fantastisches Mitbringsel. Ich habe bisher niemanden getroffen, der nicht von dem Gewürz begeistert war. Außerdem ist es praktisch, wenn du nicht jeden Tag neues Gomasio machen musst. Gomasio herzustellen ist äußerst beruhigend, eine schöne meditative Übung. Am einfachsten geht es in einem Suribachi, einer japanischen Reibeschale, auch Mörser genannt. Es gibt sie in klein und groß. Ich habe die große Variante. Wenn du aber einen Singlehaushalt hast, reicht die kleine Schale vollkommen. Dazu brauchst du auch einen Surikogi, das ist ein Holzstößel, um das Salz und die Sesamsamen verreiben zu können. Auch den gibt es in der kleinen und großen Variante. Je nachdem, welche Reibeschüssel du hast. Es lohnt sich, eine japanische Reibeschale im Haushalt zu haben, ich mache damit auch Saucen und jede Menge Gewürze.

Zutaten

In den meisten makrobiotischen Kochbüchern steht das Verhältnis von 1:10. Das ist mir jedoch zu salzig. Ich mache Gomasio im Verhältnis 1:16. Ich nehme 16 EL Sesamsamen und 1 EL hochwertiges Meersalz. Für Kinder sollte man Gomasio im Verhältnis von 1:20 oder sogar mit noch weniger Salz zubereiten.

Zubereitung

Es gibt zwei Varianten, die Sesamsamen zu waschen.

Variante 1

Sind die Samen stark verschmutzt, sollten sie in eine große Schüssel mit kaltem Wasser gegeben und gut umgerührt werden. Die Samen, die nun oben schwimmen, in ein feinmaschiges Sieb geben. Wieder kaltes Wasser hinzufügen und wieder gut umrühren. Ihr werdet sehen, dass sich am Boden der Schüssel kleine Steine und anderes Zeugs sammelt, das wir natürlich nicht in unserem Gewürz haben möchten. Die Schritte wiederholen, bis die Samen alle im Sieb sind. Den Rest wegschütten. Die Samen im Sieb für ungefähr 30 Minuten abtropfen lassen. Wer mehr Zeit hat, kann die Samen auch über Nacht stehen lassen.

Variante 2

Den Sesam in einem Sieb im trockenen Zustand von Steinen und kleinen Zweiglein befreien. Gut waschen und für 30 Minuten oder länger abtropfen lassen. Diese Variante ist natürlich weniger aufwendig.

Rösten

Eine trockene Pfanne auf mittlerer Flamme erhitzen. Das Salz hineingeben und so lange umrühren und rösten, bis der beißende Geruch verschwindet. Das Salz darf nicht anbrennen! Das geröstete Salz nun in den Suribachi geben und fein mahlen. Ich empfehle, die Schüssel dabei in den Schoß zu nehmen, die Füße beide am Boden gut aufzustellen – und wirklich präsent zu sein. Immer gegen den Uhrzeigersinn mahlen.

Ist das Salz fein gerieben, machst du mit den Sesamsamen weiter. Diese gibst du in die Pfanne und verteilst sie mit einem Kochlöffel. Alle Samen müssen gleichmäßig geröstet werden. Wenn du das Gefühl bekommst, die Samen sind fertig, nimm sie zwischen den Daumen und dem kleinen Finger und zerdrücke sie. Geht das leicht, sind die Samen gut geröstet. Nun die Samen in den Suribachi zu dem Salz geben und auch wieder in kreisförmigen Bewegungen gegen den Uhrzeigersinn verreiben. Nicht zu stark drücken.

Es empfiehlt sich, die Samen wirklich gleich nach dem Rösten zu mahlen, das geht einfacher. So lange reiben, bis die Sesamsamen mit dem Salz gut verrieben sind und aufhören, kurz bevor Öl austritt. Danach einfach abkühlen lassen und in ein Glas oder Keramik umfüllen. Ich würde das Gomasio nicht in einem Plastikgefäß aufbewahren.

Kürbis-Nori-Gewürz

Dieses Gewürz habe ich aus der Not heraus entwickelt. Ich wollte unbedingt Gomasio auf mein Gericht, hatte aber die Zutaten nicht parat. Dann habe ich dieses köstliche Gewürz erfunden.

Zutaten

1 Tasse Kürbiskerne // ¼ Tasse Nori-Flocken

Zubereitung

Die Kürbiskerne in einer Pfanne für ein paar Minuten rösten. In den Suribachi oder Mörser geben und mit dem Stößel (Surikogi) zerkleinern. Die Nori-Flocken am Ende hinzufügen und alles zusammen noch mal kräftig mahlen. In einem Glas aufbewahren.

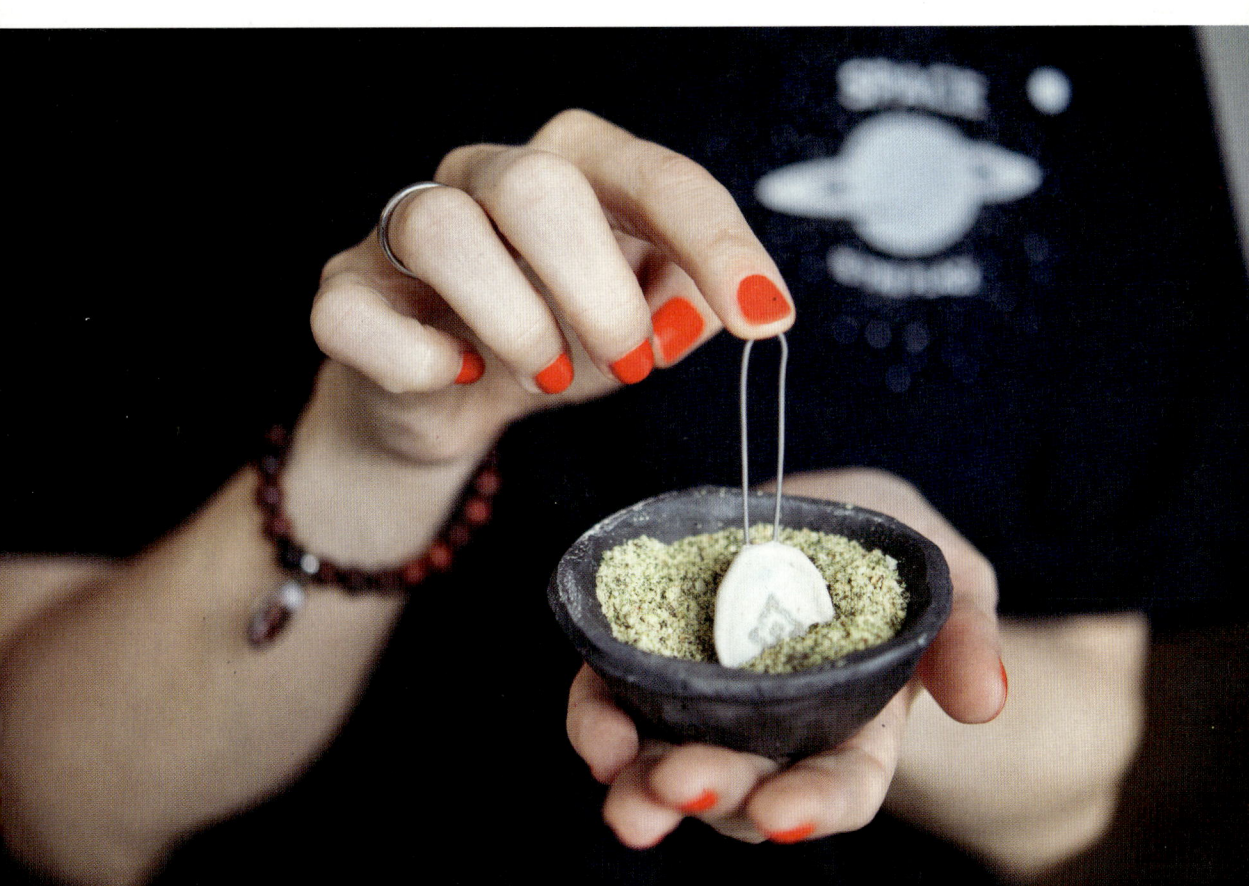

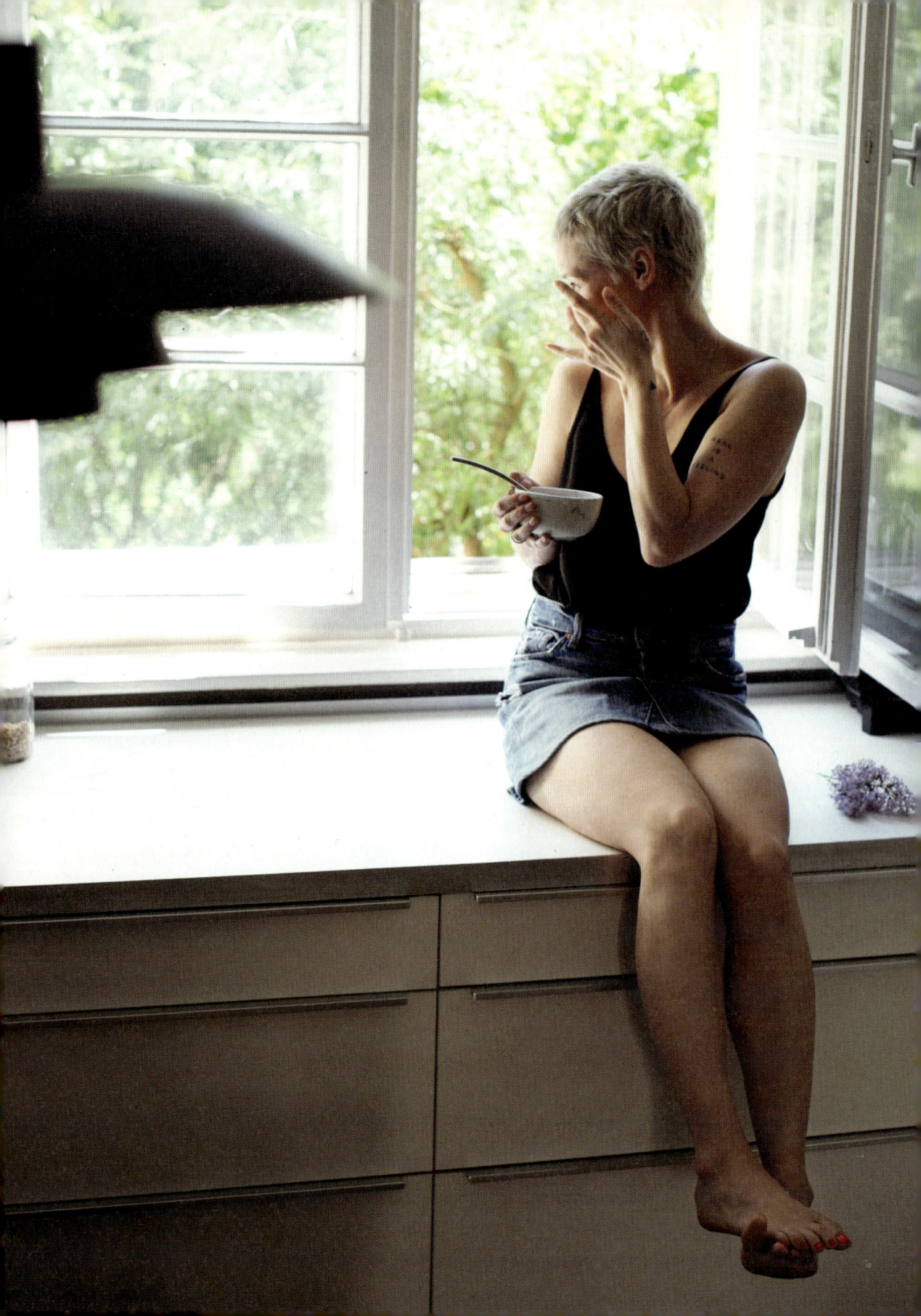

FRÜHSTÜCK

Viele denken, dass ein Frühstück richtig pompös ausgerichtet sein muss. In sozialen Netzwerken finden wir die sensationellsten Kreationen, meist viel zu süß, zu bunt, zu fetthaltig. Oder man macht es sich einfach und greift zu Fast Food wie Cornflakes und überzuckerten Joghurt. Gute einfache Nahrung, selbst zubereitet, wird als öde angesehen, es muss entweder ein großes Spektakel sein oder gar keine Arbeit machen. Wenn du dich makrobiotisch ernährst, wirst du rasch feststellen, dass deine Geschmacksnerven wieder sensibler werden und du schon nach kurzer Zeit andere Lebensmittel sehr intensiv schmeckst. Einfachere Nahrung hilft unseren Geist klar zu halten, wir sind schneller befriedigt und länger satt.

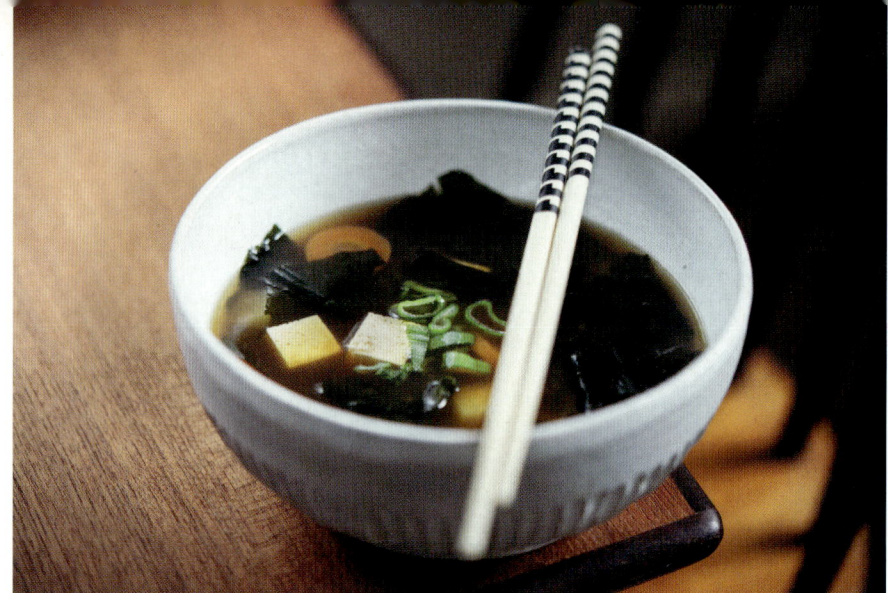

Misosuppe

Gerade nach meiner morgendlichen Meditationspraxis tut sie mir einfach gut und erdet mich. Abgesehen von dieser wohltuenden Wirkung ist Misosuppe eine fantastische Eiweißquelle, die viele Mineralien und Vitamine enthält. Auch B12, was in pflanzlicher Nahrung eher selten der Fall ist. Man kann sie als Vorspeise verwenden oder auch als kräftigendes Frühstück. Miso wird durch die natürliche Fermentation der Sojabohne mit Getreide (meist Gerste und Reis) und Meersalz zu einer leicht verdaulichen, würzigen Paste. Miso gibt es in vielen Variationen, ich nehme immer hochwertiges Miso aus dem Bioladen.

Zutaten

¼ Möhre
1 kleines Stück Kohlrabi, Rettich oder anderes Gemüse
8–10 cm Kombu oder Wakame Alge
5–6 Tassen Wasser
4 Teelöffel Gerstenmiso oder Reismiso
Etwas fein gehackte Petersilie zum Garnieren

Zubereitung

Die Kombu Alge mit einem feuchten Tuch säubern und dann in etwas Wasser für etwa 20 Minuten einweichen. Wasser mit dem Stück Kombu zum Kochen bringen. Das Gemüse waschen, schälen und in feine Stücke schneiden. Die Alge wieder herausnehmen, wenn das Wasser kocht und das Gemüse ins Wasser geben. Auf kleiner Flamme köcheln lassen. Die Alge in kleine Stücke schneiden und wieder zum Gemüse geben. Alles zusammen 10–15 Minuten köcheln, dann den Herd ausschalten. Mit einer Kelle ein wenig Wasser aus dem Topf in eine Schüssel, am besten in einen Suribachi (japanische Reibeschale) , geben und das Miso darin auflösen. Das Miso immer mit einem Holzlöffel aus der Packung entnehmen.

Das aufgelöste Miso in den Topf schütten und gut mit dem Rest verrühren. 3–5 Minuten ziehen lassen. Damit die Milchsäurebakterien erhalten bleiben, darf man Miso nicht kochen. Mit der Petersilie garnieren. Wer mag kann anderes Gemüse (ich nehme dazu gern noch Brokkoli) oder auch Tofu hinzufügen. Eine Misosuppe sollte stets frisch und simpel gehalten werden und nicht von Zutaten überladen sein.

Weicher Getreidebrei (Grundrezept)

Getreidereste eignen sich wunderbar für ein köstliches Frühstück. Der Getreidebrei ist ein typisches makrobiotisches Frühstück und schmeckt Jung und Alt. Er wärmt die Körpermitte und hält den inneren Motor am Laufen. Den Getreidebrei kannst du süßen oder mit etwas Gomasio abrunden. Dazu schmeckt eine Misosuppe hervorragend.

Zubereitung

Nimm eine Tasse Getreide und so viel Wasser, dass das Getreide gerade bedeckt ist. Koche beides kurz auf und lasse es für fünf Minuten auf kleinster Flamme köcheln. Immer wieder gut umrühren. Wenn du magst, kannst du den Brei dann mit einem Pürierstab oder in einem Mixer pürieren, ich lasse ihn aber meistens so wie er ist.

Für die süße Variante einen kleinen Apfel zerkleinern und mit ein bisschen Wasser und einer Prise Salz kurz dämpfen. Den Apfel, der durch das Dämpfen an Süße gewonnen hat und nun mehr Yang hat, auf den Getreidebrei geben. Ein wenig Zimt oder Mandelsplitter drüberstreuen und genießen.

Für die herzhafte Variante ein wenig Gomasio, Tekka oder Miso unter den Brei heben. Richtig lecker wird der Brei, wenn du ihn mit ein wenig Kürbisöl abrundest.

Einfachere Nahrung
hilft, unseren Geist
klar zu halten.

Brauner Reis mit Shiitake

Shiitakepilze stärken die Nieren und unterstützen den Körper dabei, tierische Nahrung und Cholesterinablagerungen abzubauen. Getrocknete Shiitakepilze haben eine heilende Wirkung und sollten nur in Maßen gegessen werden. Dieses Rezept schmeckt am besten mit getrockneten Shiitakepilzen. Dazu kannst du eine Misosuppe essen.

Zutaten

1 Tasse Reis
2 Tassen Wasser
1 Prise Salz
4 getrocknete Shiitakepilze

Zubereitung

Die Shiitakepilze vorsichtig waschen, über Nacht einweichen und danach den Stiel entfernen (wenn noch vorhanden). Die Pilze in ganz feine Stücke schneiden und gemeinsam mit dem Reis unter Druck für 45–50 Minuten kochen.

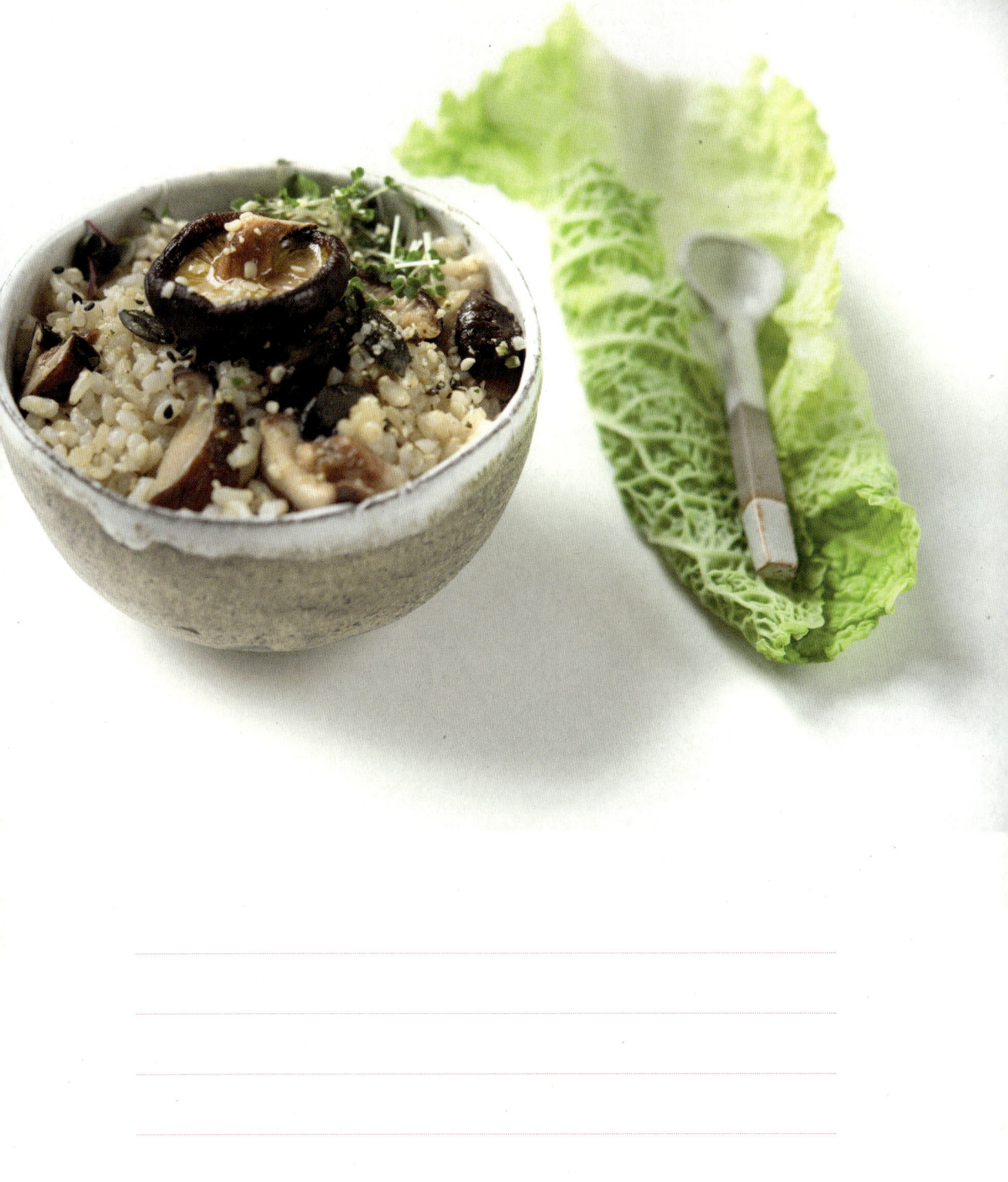

Amaranth-Porridge mit Aprikosencreme

Amaranth gehört zu den Pseudogetreiden. Es ist glutenfrei, enthält wertvolle Vital- und Nährstoffe und ist reich an Eiweiß. Amaranth ist sehr gut verträglich und wird oft Powerkorn genannt. Der nussige Geschmack wird von vielen Menschen sehr geschätzt. Das praktische am Amaranth ist, dass es überall, wo es halbwegs sonnig ist, angebaut werden kann. Wenn du Kohlenhydrate reduzieren möchtest, ist Amaranth eine gute Wahl, denn es enthält nur halb so viel wie andere Getreide.

Zutaten

1 Tasse Amaranth-Flocken (oder das volle Korn)
3 Tassen Wasser
2 Prisen Salz
1 Prise Vanillepulver
10 getrocknete und entkernte Aprikosen (über Nacht einweichen)
½ Teelöffel Kuzu

Zubereitung

Die Amaranth-Flocken mit dem Wasser und einer Prise Salz aufsetzen und 10–15 Minuten köcheln lassen, bis das Wasser aufgebraucht ist. Das Einweichwasser der Aprikosen wegschütten. Die Aprikosen mit dem Vanillepulver, Salz und dem in ein bisschen kaltem Wasser angerührten Kuzu kurz aufwärmen, fünf Minuten köcheln lassen und anschließend in einen Mixer geben oder in einem Topf lassen und mit einem Pürierstab gut durchmixen. Das Amaranth-Porrigde in eine schöne Schüssel füllen und mit der Aprikosencreme garnieren.

Yummy!

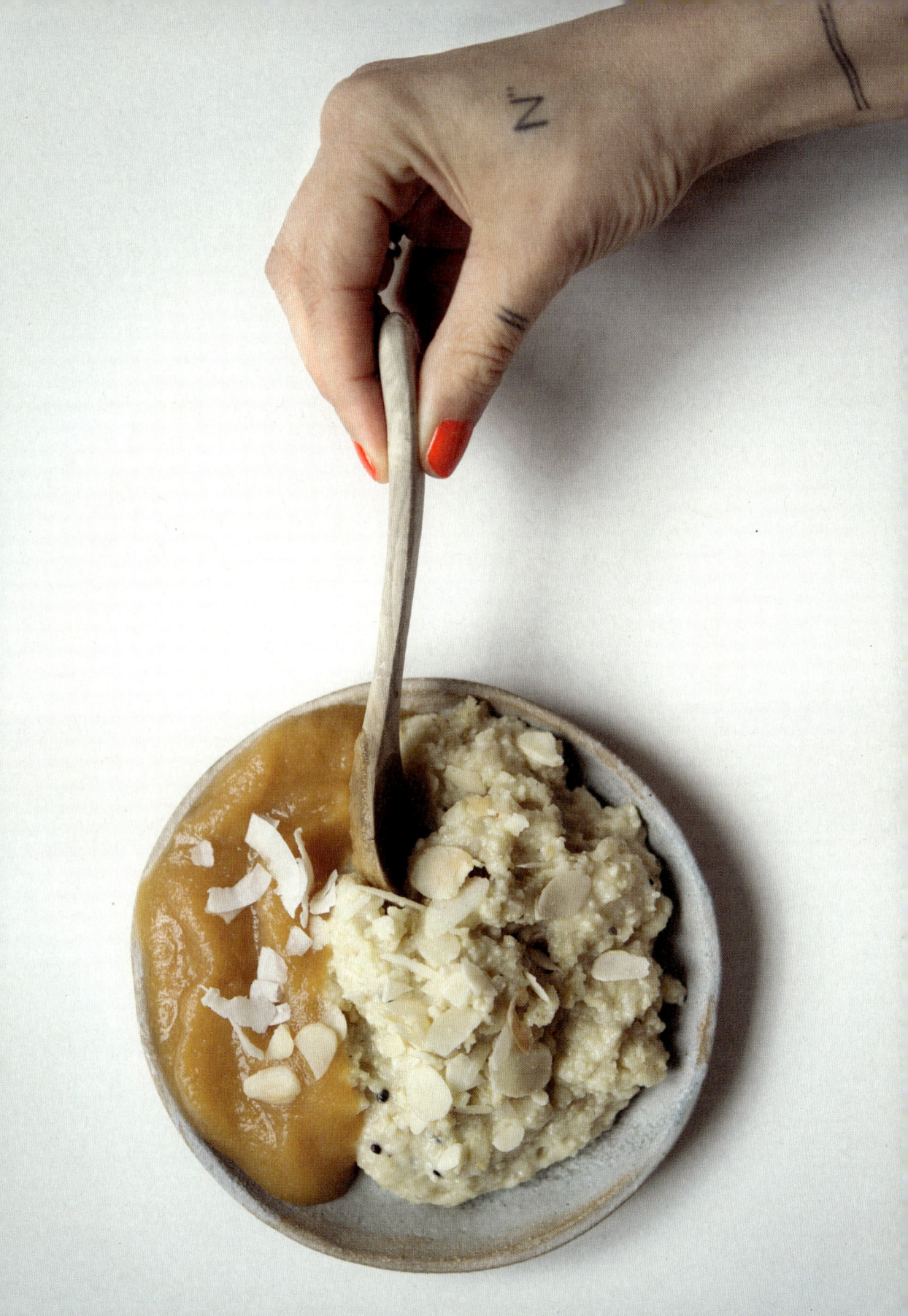

Veganes Rührei

Meine Kinder lieben veganes Rührei und ich esse es auch sehr gern. Es ist flink zubereitet und ist prima, wenn du wenig Zeit und Hunger auf etwas Herzhaftes hast.

Zutaten

1 Packung Tofu (ca. 300 g)
2 Esslöffel geröstetes Sesamöl
2 Esslöffel Shoyu oder Tamari
¼ Teelöffel Kurkuma
¼ Tasse Koriander oder Petersilie

Zubereitung

Zerkleinere mit den Händen den Tofu in einer Schüssel und gib den Kurkuma und das Shoyu (oder Tamari) dazu. Vermische alles mit den Händen in der Schüssel, bis der Tofu beide Zutaten aufgesogen hat. Erhitze das Sesamöl in einer Pfanne und gib den Tofu hinein. Brate ihn für 5–7 Minuten auf mittlerer Stufe an und verfeinere ihn mit Koriander oder Petersilie.

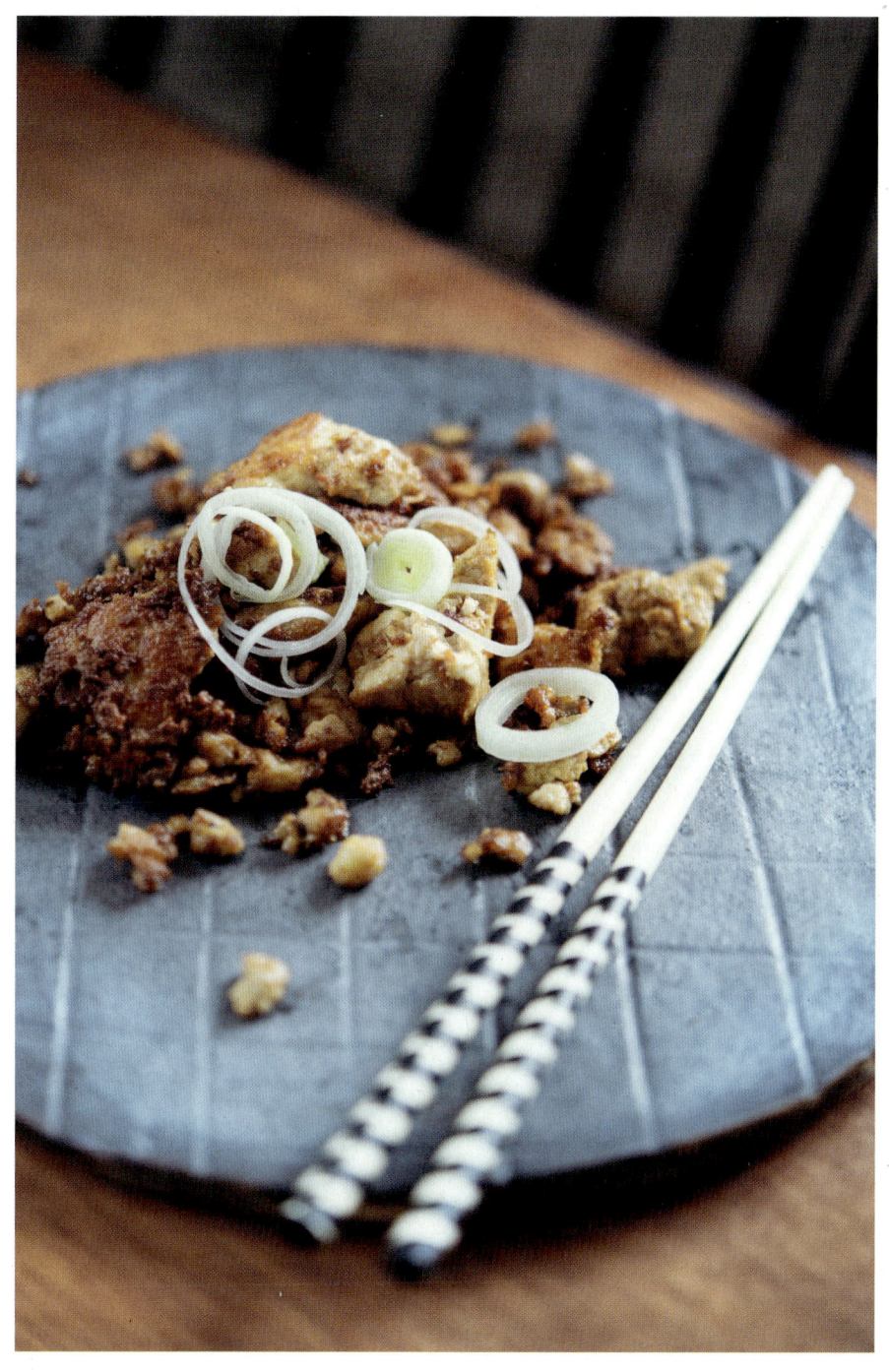

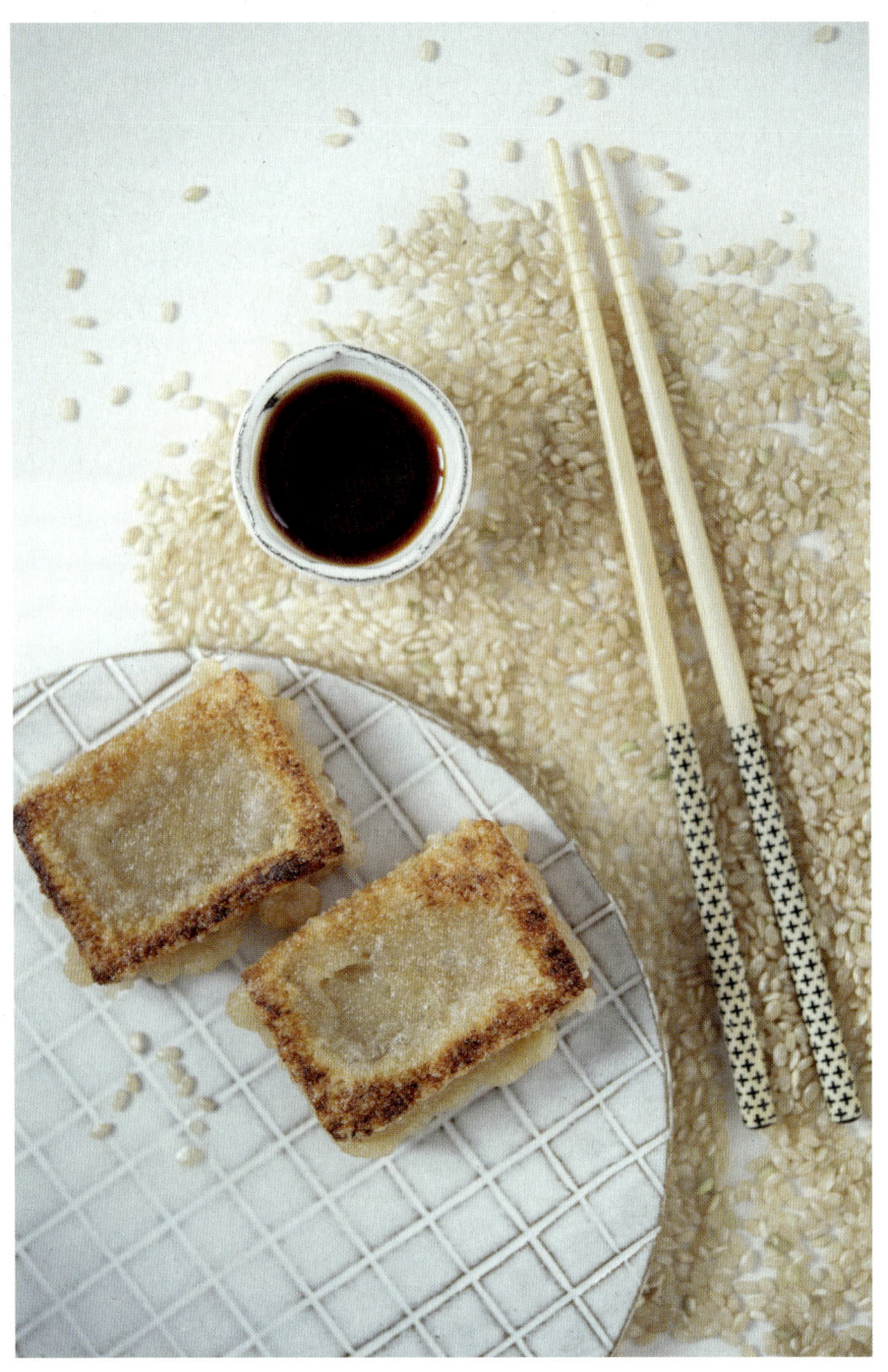

Gebratene Mochis

Mochis sind kleine Küchlein aus Süßreis. Besonders im Winter sind sie sehr wärmend und nahrhaft. Auch den süßen Hunger zwischendurch stillen sie fabelhaft. Als ich mit meinen Kindern schwanger war, habe ich mir oft Mochis angebraten – mal in der süßen, mal in der herzhaften Variante. Apropos Kinder: die lieben diese köstlichen kleinen Dinger. Man kann sie selbst herstellen – was sehr aufwendig ist –, oder sie im Bioladen luftdicht verpackt kaufen, was ich meistens tue.

Zutaten

2 Mochis
1 Esslöffel geröstetes Sesamöl
2 Teelöffel Reissirup

Zubereitung

Zwei Mochis aus der Packung nehmen. Das geröstete Sesamöl in der Pfanne erhitzen und die Mochis hineingeben. Jede Seite ungefähr 3–4 Minuten auf mittlerer Hitze anbraten. Die Küchlein werden in der Pfanne bei der Hitze größer, achte darauf, dass beide Seiten gleichmäßig gebraten werden. Sie sollten schön fluffig werden. Danach auf einen Teller geben und jedes Küchlein mit einem Teelöffel Reissirup übergießen. Mhhhhhh!

Reis mit Maronen

Maronen geben diesem Brei eine wundervolle Süße. Besonders im Winter liebe ich ihn sehr. Ich kaufe mir die Maronen gern im Glas. Natürlich ist es am besten, Maronen frisch zu kaufen und diese zu verwenden, aber manchmal mag ich es halt ein wenig einfacher. Maronen sind nicht ganz billig, aber sie sich ab und zu zu gönnen, macht das Leben einfach schöner.

Zutaten

2 Tassen Reis
1½ Tassen Maronen
5 Tassen Wasser
1–2 Prisen Meersalz
1 Teelöffel Leinöl

Zubereitung

Ich mache diesen leckeren Reis immer im Druckkochtopf, er kann aber auch in einem ganz normalen Kochtopf gekocht werden. Alle Zutaten in den Druckkochtopf geben und für ungefähr 45 Minuten kochen. In anderen Kochtöpfen dauert es 60–75 Minuten. Der Reis wärmt und nährt wunderbar unser inneres Kind. Ich esse ihn gern mit ein wenig Leinöl.

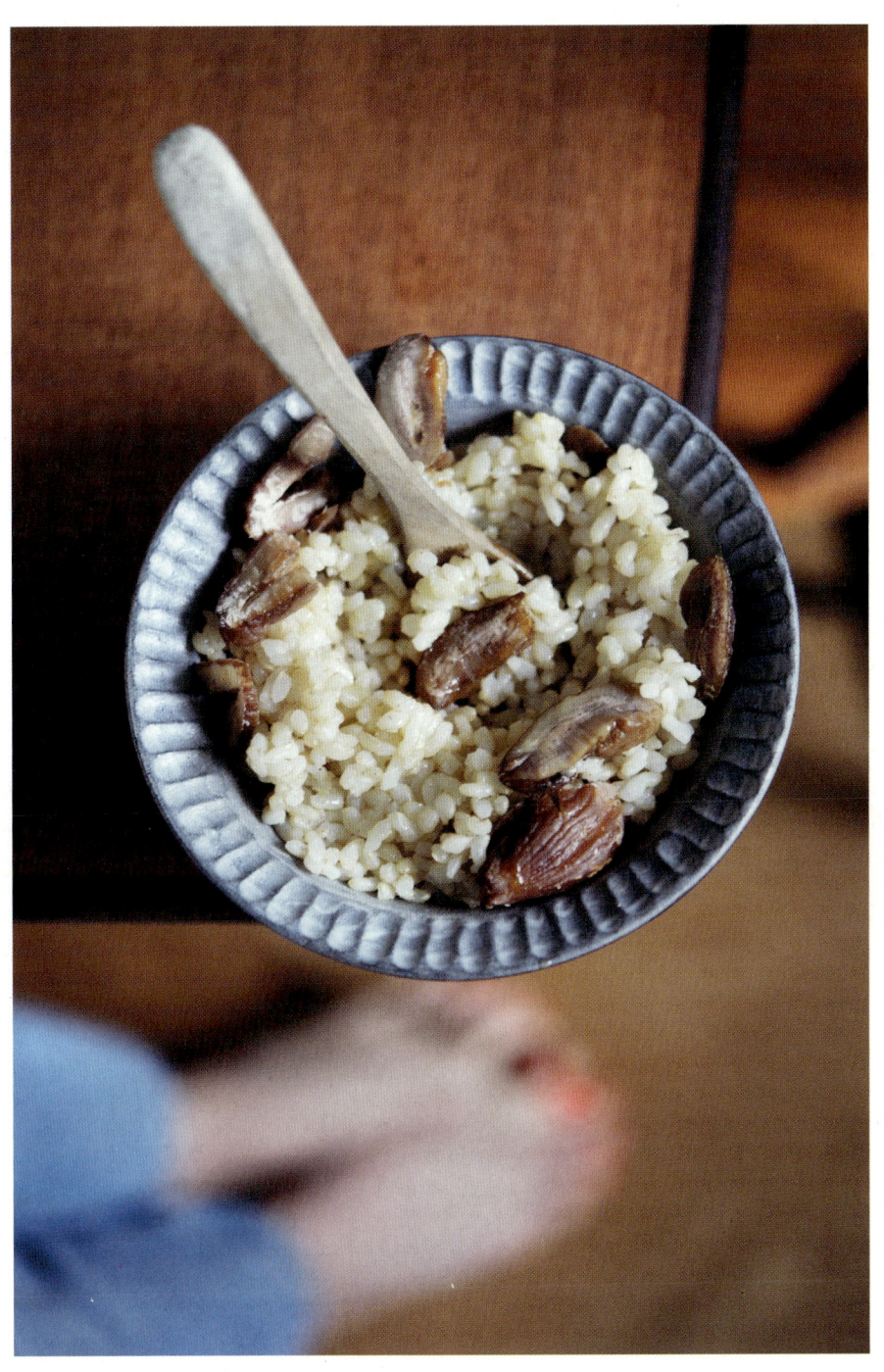

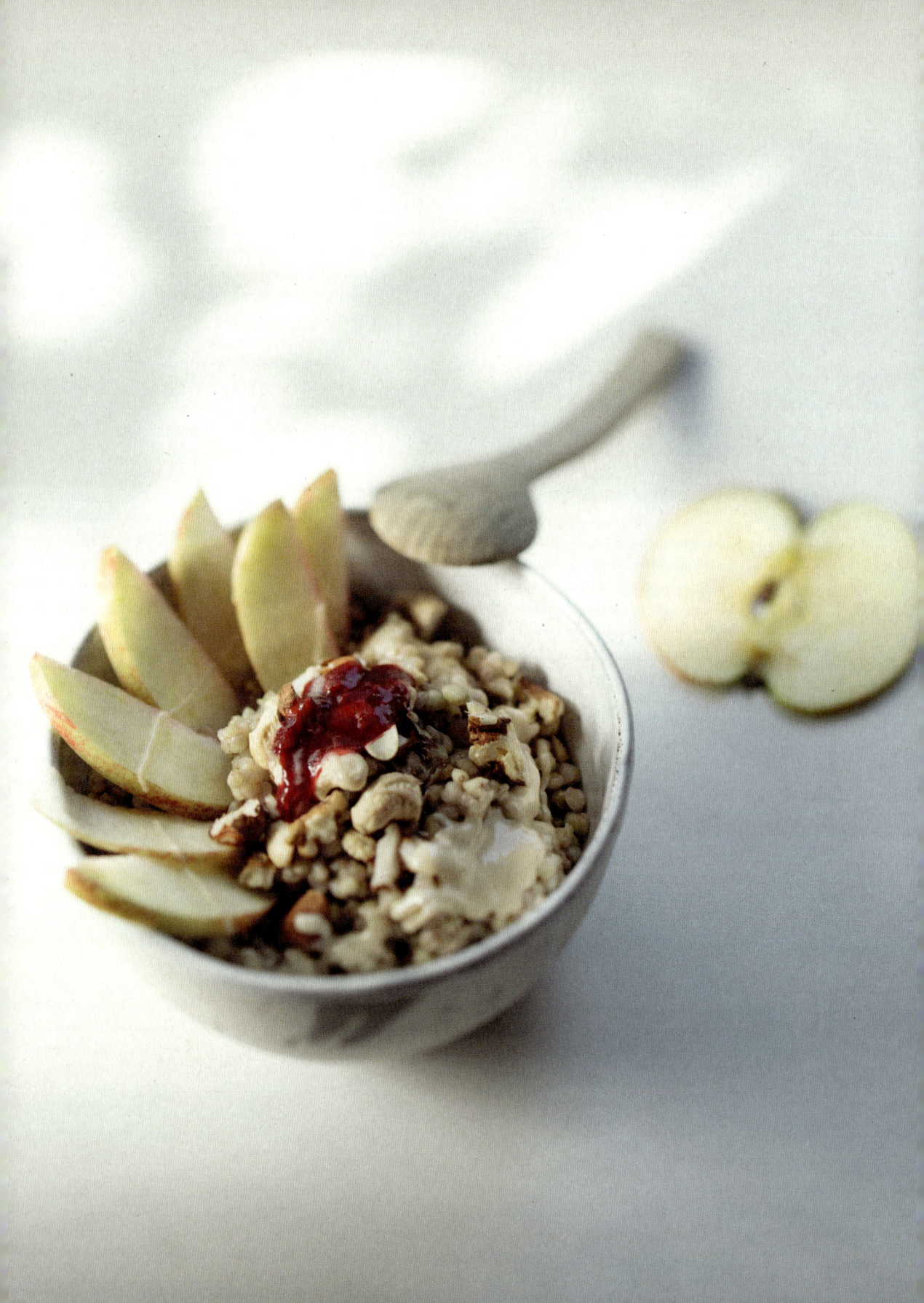

Buchweizen-Porridge

Im Winter zaubere ich alles Mögliche aus Buchweizen. Bratlinge, Kuchen, belgische Waffeln, Knuspermüsli, Eintopf, Brot. Besonders bei klirrender Kälte tische ich meinen Kindern gern Buchweizen-Porridge auf, damit sie einen guten Start in den Tag haben. Es macht richtig satt und zufrieden. Buchweizen ist kein Getreide, sondern ein Knöterichgewächs und daher glutenfrei. Es gibt viele Arten, dieses Porridge zuzubereiten. Ich röste die Buchweizen immer an, bevor ich sie weiterverwende. Dadurch wird der Geschmack kräftiger und nussiger.

Zutaten

1 Tasse Buchweizen
3–4 Tassen pflanzliche Milch (wenn das Porridge breiiger sein soll)
½ Teelöffel Kardamom
1–2 Esslöffel Reissirup
1 Prise Meersalz
1 kleines Stück Apfel
1 Esslöffel gehackte Mandeln oder Haselnüsse
1 Esslöffel getrocknete Rosinen (kann aber auch weggelassen werden)
1 Esslöffel Kokosöl

Zubereitung

Den Buchweizen ein paar Stunden lang (am besten über Nacht) einweichen, gut waschen und in einer Pfanne trocken rösten, bis ein nussiger Geruch entsteht. Ca. 20 Minuten lang mit pflanzlicher Milch, Salz, Reissirup und Kardamom (natürlicher Stimmungsaufheller) kochen. In eine Schüssel füllen und mit den restlichen Zutaten garnieren. Noch köstlicher: die gehackten Nüsse in einer Pfanne rösten, ein wenig Reissirup darüber geben, abkühlen lassen und über das Porridge streuen. Dann das flüssige Kokosöl darüber gießen. Köstlich!

Himmlisches Granola

Dieses Granola ist nicht zu süß, schön knusprig und kann vielseitig eingesetzt werden – einfach so als gesunder Snack zwischendurch oder zusammen mit leckerer pflanzlicher Milch.

Zutaten

2 Tassen gepuffter, ungesüßter Vollkorn Buchweizen
1 Tasse Studentenfutter
½ Tasse Braunhirse gemahlen
1 Handvoll getrocknete Apfelringe
1 Tasse Kürbiskerne oder Sonnenblumenkerne
¼ Teelöffel Vanille
½ Teelöffel Zimt
2 Tassen Reissirup

Zubereitung

Alle trockenen Zutaten in eine große Schüssel füllen. Die Apfelringe mit den Händen zerkleinern. Den Reissirup erwärmen, bis er ganz flüssig ist. Über die trockenen Zutaten geben und gut vermischen. Die Masse in eine kleine Form oder mit dem Löffel auf ein Backblech geben. Bei 180 °C 15–20 Minuten lang backen. Nicht zu dunkel werden lassen! Beim Rausnehmen ist das Granola noch weich – keine Sorge, das ist normal. Sobald es abgekühlt ist, wird es hart. Aus der Form nehmen, in kleine Stücke brechen und in einem schönen Glas aufbewahren. Lässt sich auch wunderbar verschenken!

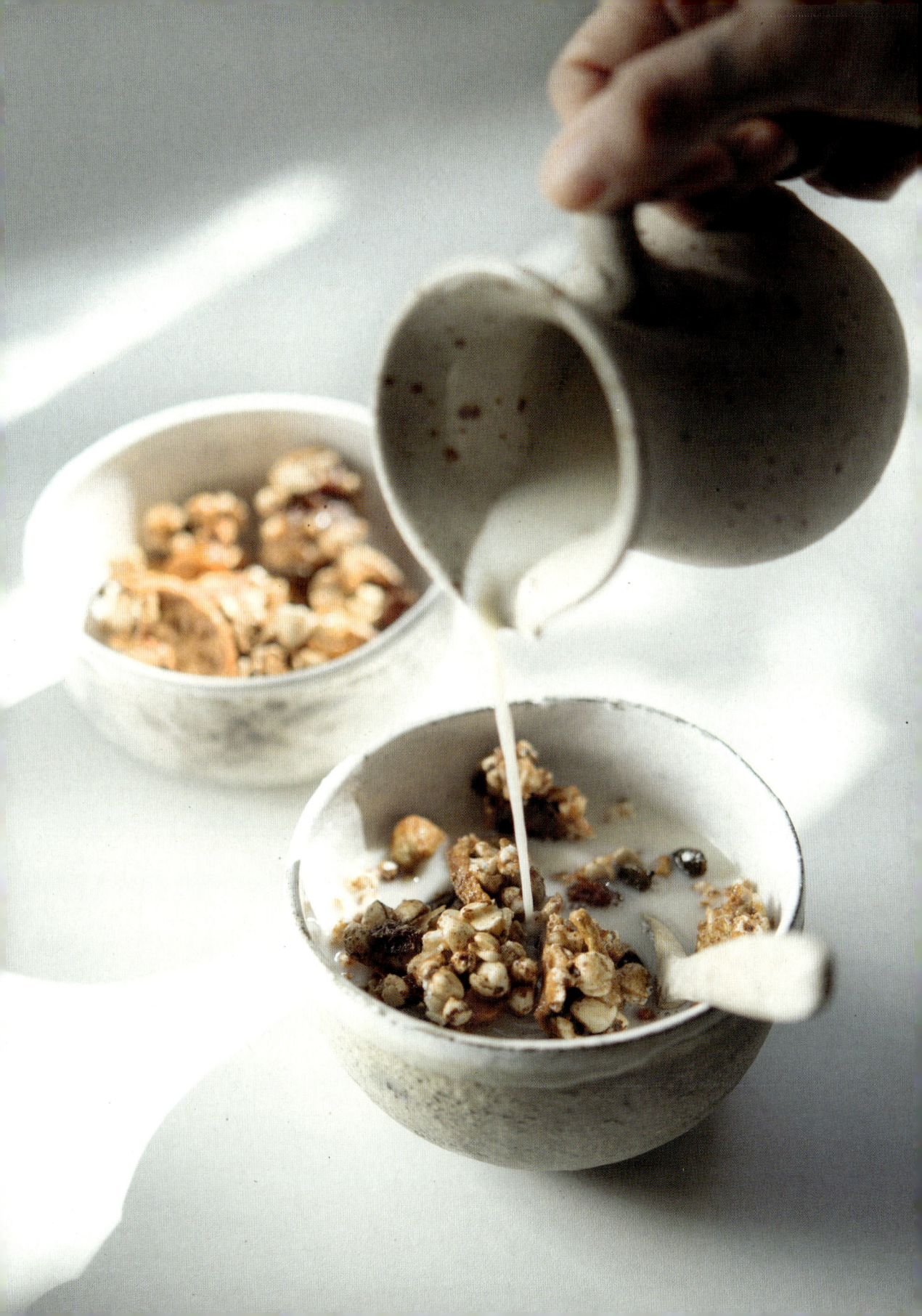

Süßer Reisbrei

Ein Gedicht! Pürierter Reisbrei schmeckt Groß und Klein. Er muss natürlich überhaupt nicht püriert werden, aber in diesem Fall wird die Konsistenz schön cremig und das schmeckt richtig gut! Besonders Kleinkinder lieben das.

Zutaten

1 Tasse gekochter Reis
1 Tasse pflanzliche Milch
½ Esslöffel Reismalz oder Reissirup
1 Messerspitze Vanille
1 Esslöffel Mandelsplitter oder Mandelblätter
1 Esslöffel weißes Mandelmus
Ein wenig Obst der Saison

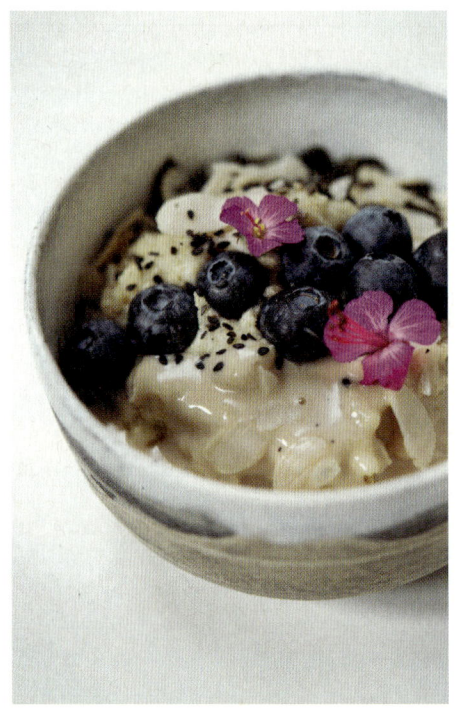

Zubereitung

Den Reis mit der pflanzlichen Milch in einem Topf erwärmen. Den Reissirup oder Reismalz und die Vanille hinzugeben und kurz aufkochen. Mit einem Pürierstab cremig mixen. Vom Herd nehmen, einen Löffel Mandelsplitter und Mandelmus unterheben und genießen. Du kannst auch anderes Getreide für diesen Brei wie zum Beispiel Hirse nehmen.

Deine Notizen

LUNCH & DINNER

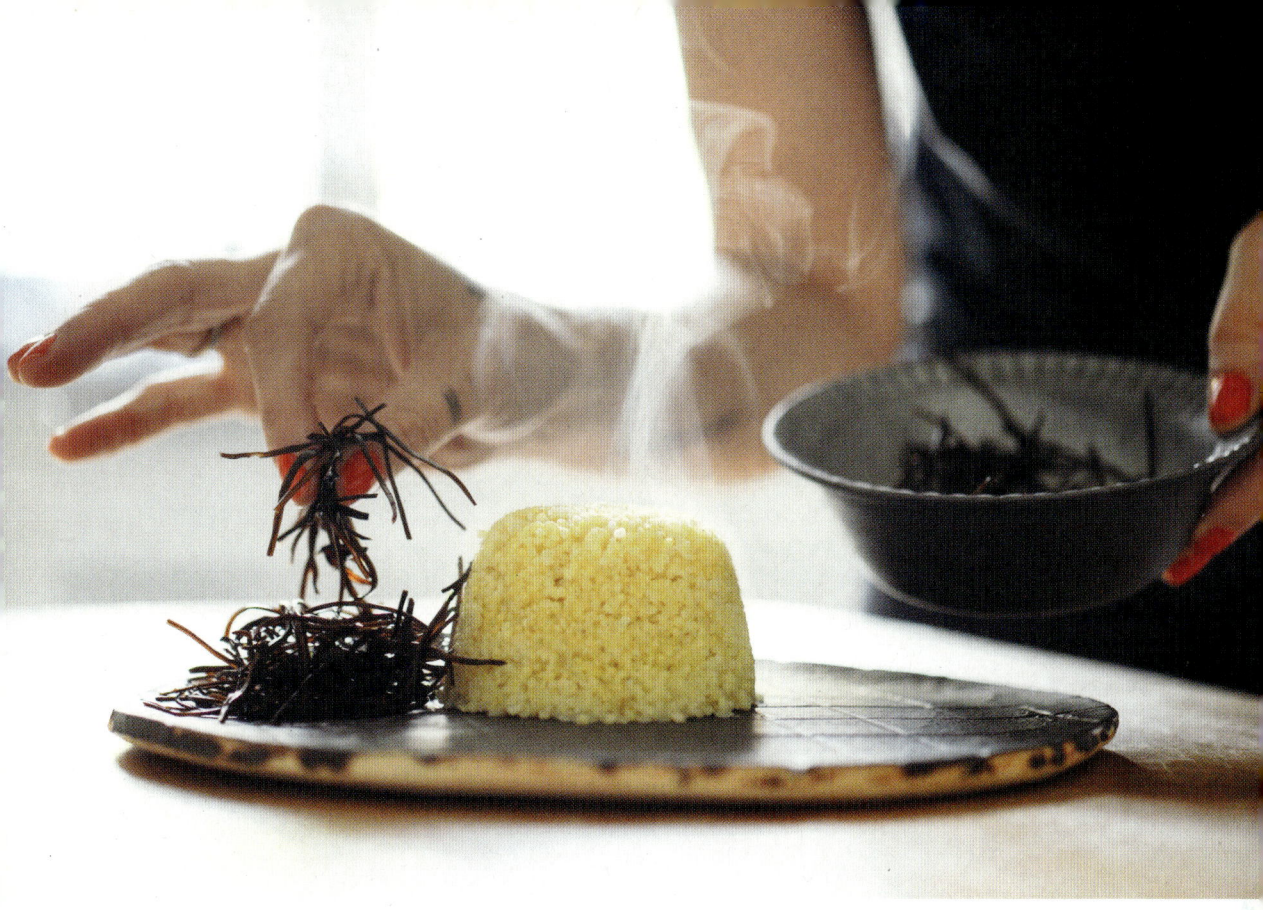

Mein Lunch fällt immer üppig aus. Alle Rezepte sind, wie schon am Anfang beschrieben, nur eine Idee. Schau, was du davon umsetzen magst und ersetze die Zutaten gern nach Lust und Laune. Probiere aus, erschaffe deine eigenen Rezepte. Schau, dass du die Prinzipien der Makrobiotik miteinbeziehst, dann kann nichts schiefgehen. Abends esse ich sehr leicht, gern eine Suppe.

Seitan-Teller

Seitan wird auch Weizenfleisch genannt, da er aus Weizeneiweiß hergestellt wird. Wenn du eine Glutenunverträglichkeit hast, solltest du Seitan meiden. Für alle anderen, die weniger oder gar kein Fleisch mehr essen wollen, ist Seitan eine feine Alternative. Besonders Männer lieben ein deftiges Seitan-Steak.

Zutaten

2 Tassen gekochter Vollkornreis
½ Hokkaido-Kürbis
1 Kohlrabi
2 Tassen gekochte Kichererbsen
2 Esslöffel vorher eingeweichte Arame Algen
½ Teelöffel Salz
2 Esslöffel Sesamöl
4 Scheiben Seitan

Zubereitung

Den Backofen auf 200 °C vorheizen. Den Kürbis gut waschen und in kleine Stücke schneiden. Den Kohlrabi schälen und in dicke Stifte schneiden. Ein Backblech einfetten oder mit Backpapier auslegen. Das Gemüse darauf verteilen und mit Salz bestreuen. Alles 20–25 Minuten backen. Die Arame Algen in etwas Wasser für 20 Minuten köcheln lassen. Das Seitan in dem Sesamöl für ein paar Minuten anbraten, bis es schön durch ist. Alles zusammen mit den gekochten Kichererbsen hübsch auf einem Teller anrichten.

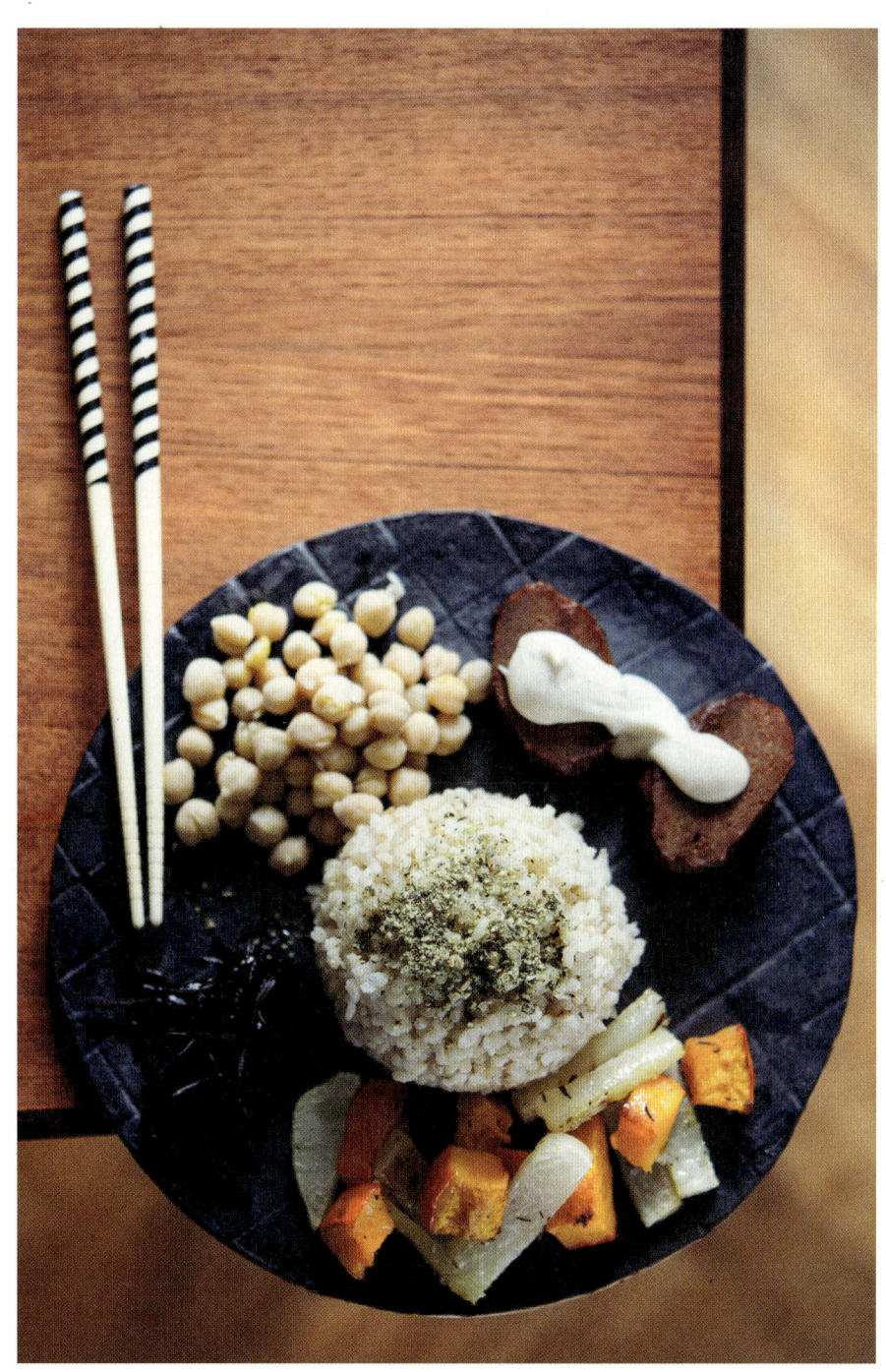

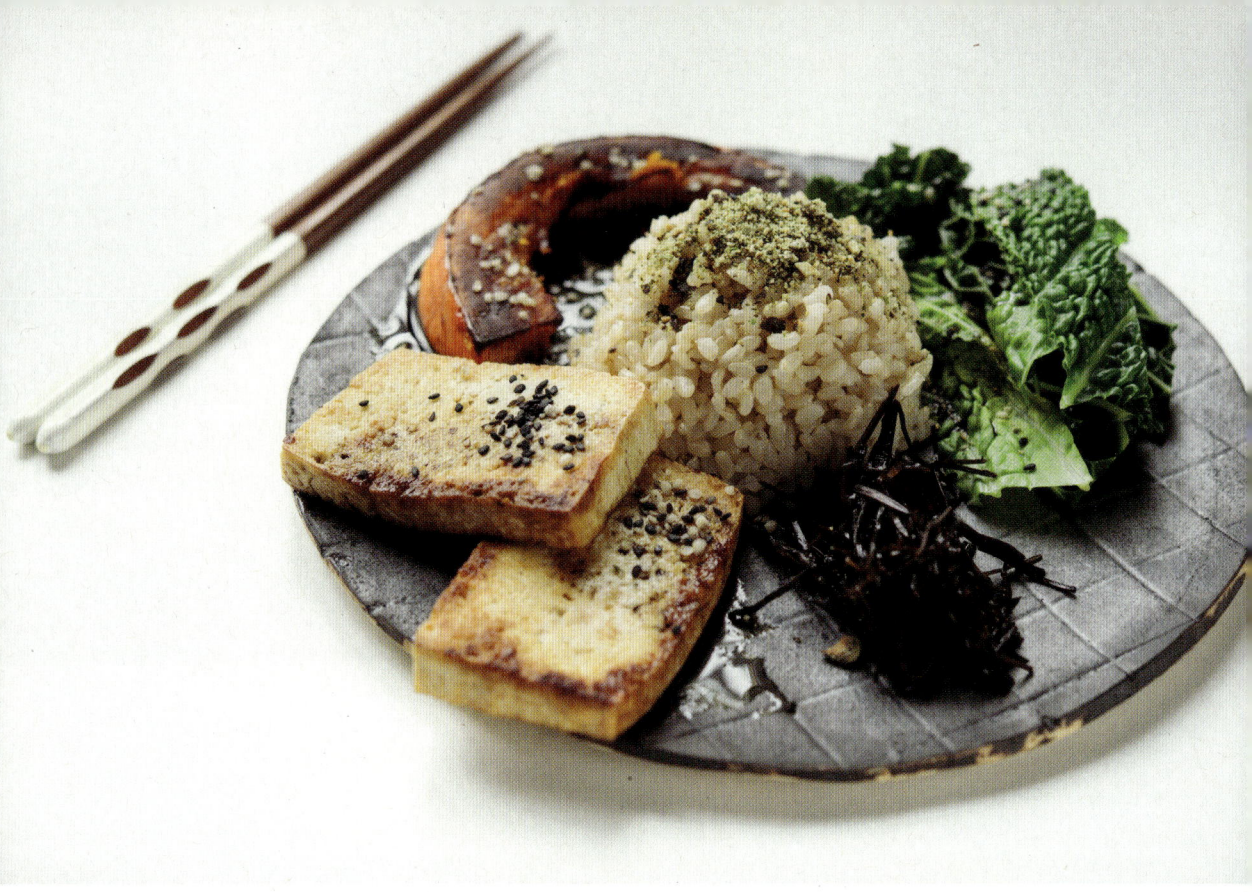

Gebackener Kürbis mit Wirsing

Wenn die Grünkohl-Zeit vorbei ist, greife ich gern zu Wirsing. Er ist eine wunderbare Ergänzung für den Kürbis. Das Backen macht den Kürbis schön süß.

Zutaten

2 Tassen gekochter Reis

2 große Wirsingblätter (oder vier kleine)

½ Hokkaido-Kürbis

2–3 Esslöffel Sesamöl

4 Scheiben Tofu

1 Esslöffel Tamari

2 Teelöffel Arame Algen

2–3 Prisen Salz

2 Esslöffel Kürbiskernöl

Zubereitung

Die Arame Algen über Nacht einweichen. In einem Sieb gut waschen, mit ein wenig Wasser zum Kochen bringen und auf kleiner Flamme für 25–30 Minuten köcheln lassen. Den Hokkaido-Kürbis entkernen, in Halbmonde schneiden und auf ein mit Backpapier ausgelegtes Backblech legen. Das Sesamöl auf die Hokkaido-Stücke geben und ein wenig salzen. Im vorgeheizten Backofen bei 180 °C für 25–30 Minuten backen. Die Wirsingkohlblätter aufeinanderlegen und auf beiden Seiten entlang des Stiels schneiden und diesen entfernen. Dann den Wirsing in kleine Stücke schneiden und für 5–10 Minuten dämpfen. Den Tofu in Sesamöl anbraten und mit Tamari verfeinern. Am Ende alle Zutaten auf einem Teller hübsch anrichten und mit dem Kürbiskernöl oder einem Dressing garnieren.

Getreidebratlinge

Getreidebratlinge sind in meiner Familie sehr beliebt. Ich mache sie meist aus Getreide, das übrig geblieben ist. Manchmal mische ich auch zwei verschiedene Getreidesorten: Reis und Hirse oder im Winter kommt Buchweizen dazu. Die Bratlinge eignen sich wunderbar als Reiseproviant.

Zutaten

2 Tassen gekochtes Getreide
1 Esslöffel Reismehl
2 Esslöffel Sesamöl
½ Teelöffel Noriflocken
1 Esslöffel Tamari
1 Esslöffel frischer Ingwersaft
1 Esslöffel gehackte Petersilie oder Koriander

Zubereitung

Mische das Getreide mit dem Reismehl und den Nori-Flocken in einer Schüssel. Erhitze Sesamöl in einer Pfanne – ich nutze gern meine Pfanne aus Gusseisen – und lege die Bratlinge dort hinein. Brate sie für ein paar Minuten von beiden Seiten an. Gib am Ende den Ingwersaft mit dem Tamari über die Bratlinge. Garniere sie mit der frischen Petersilie.

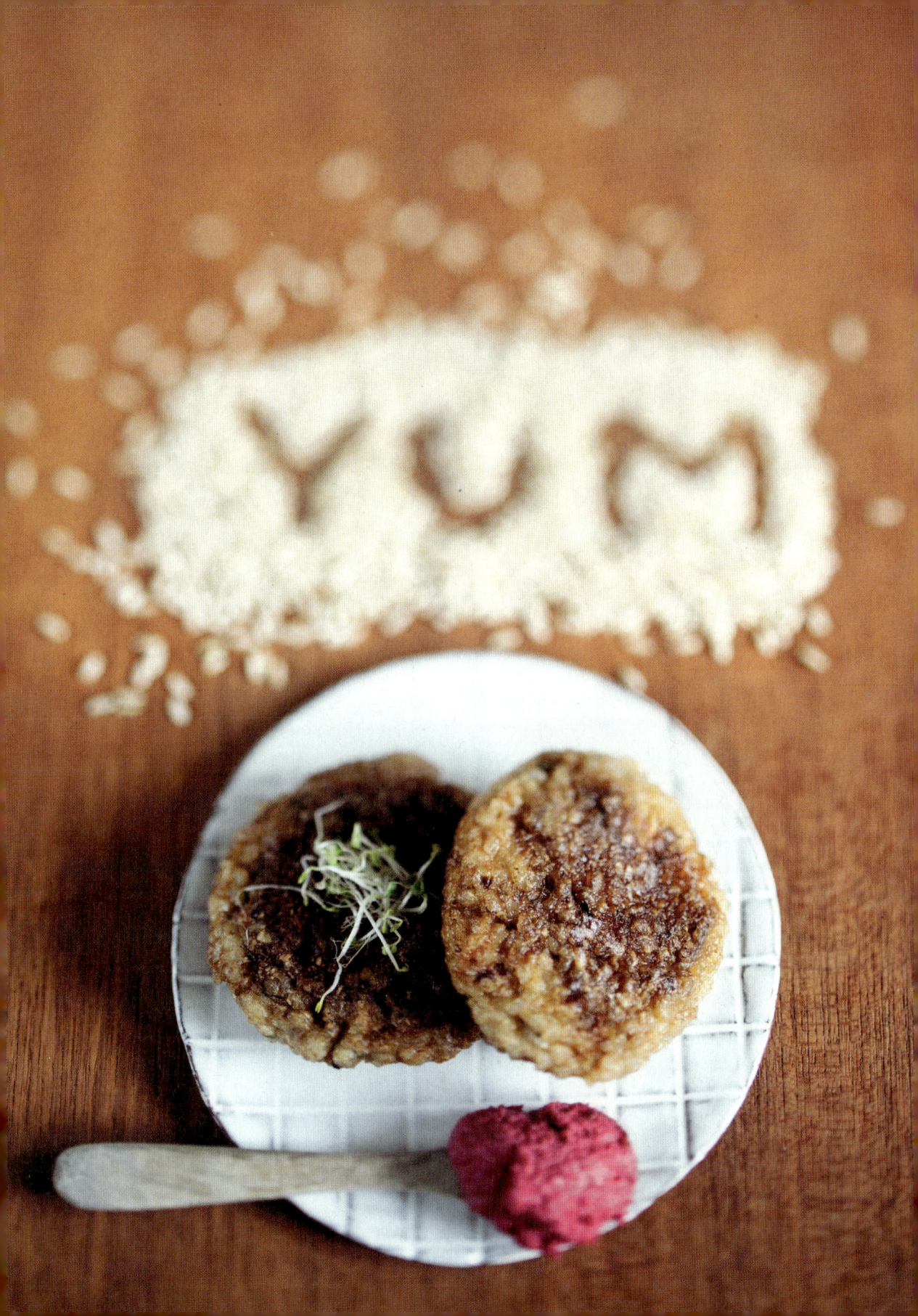

Adzukibohnen-Gersten-Bowl

Die Adzukibohne ist in der asiatischen Küche hoch angesehen und steht auf der Beliebtheitsskala auf Platz 2, gleich nach der Sojabohne. Mit der Kidneybohne hat die Adzukibohne übrigens nichts gemeinsam, außer vielleicht die Farbe. Ihr süßlich-nussiger Geschmack macht sie zu einer Besonderheit, man kann sie gut für Süßspeisen, aber auch für herzhafte Gerichte verwenden.

Die Adzukibohne enthält jede Menge Eiweiß (für Veganer eine großartige Quelle). Aber auch Eisen, Calcium, Antioxidantien und Phosphor sind ein großer Bestandteil dieser Powerbohne. Sie hat eine kräftigende Eigenschaft. Ihr Fettgehalt ist viel geringer als der von anderen Hülsenfrüchten. Adzukibohnen haben nur wenig Kalorien und sind viel verdaulicher als andere Bohnen. Sie stärken Nieren und Blase und werden in der Traditionellen Chinesischen Medizin auch Mutbohne genannt. Der Bowl kann warm und kalt genossen werden.

Zutaten

1 Tasse gekochte Gerste

2 Tassen gekochte Adzukibohnen

1 Handvoll Ruccola

2–3 Löffel Sprossen deiner Wahl

1 Brokkoli

1 Teelöffel Nori-Flocken

1 Esslöffel fein gehackter Koriander

1 Teelöffel Mirin

2 Teelöffel Shoyu

1 Teelöffel Ume Su

1 Esslöffel Sesamöl

1 Teelöffel Olivenöl

1 Prise Salz

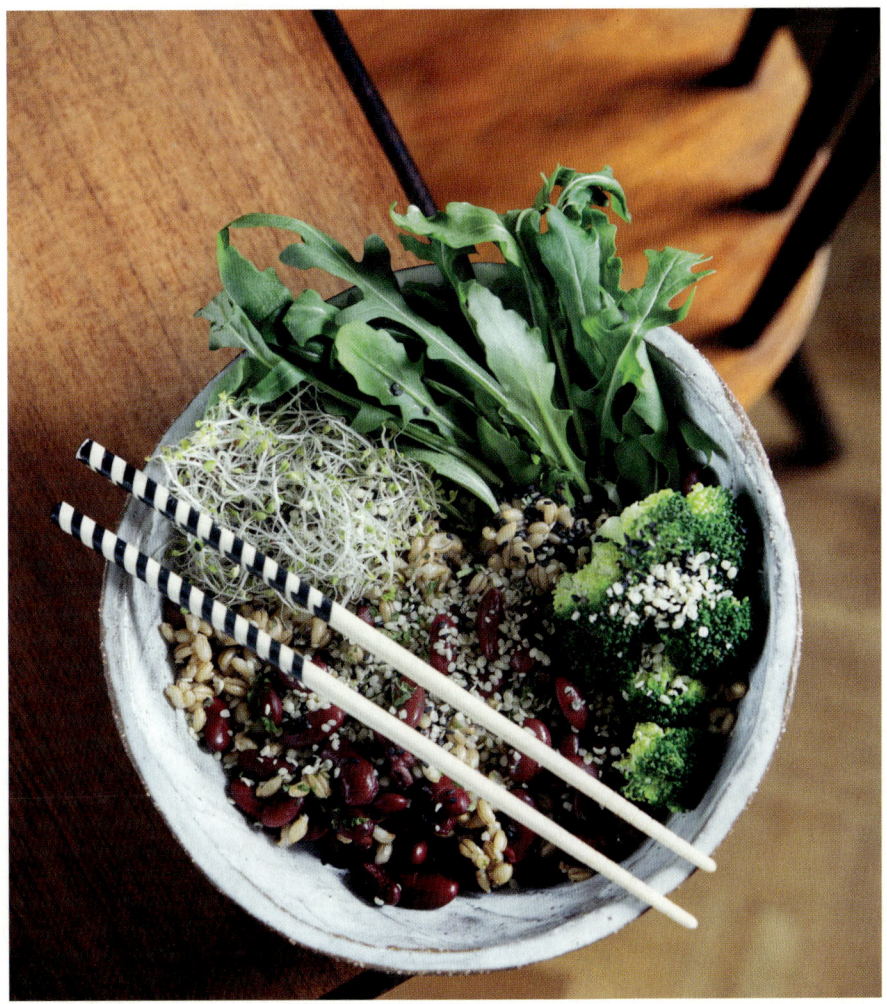

Zubereitung

Den Brokkoli für 2–3 Minuten dämpfen. Die gekochte Gerste mit den gekochten Adzukibohnen und dem Koriander mischen. Die Nori-Flocken vorsichtig unter die Zutaten rühren. Den Ruccola und die Sprossen kurz säubern und schön in einer Schüssel anrichten. Mirin, Shoyu, Ume Su mit dem Olivenöl in einer separaten Schüssel anrühren und zu den restlichen Zutaten hinzufügen.

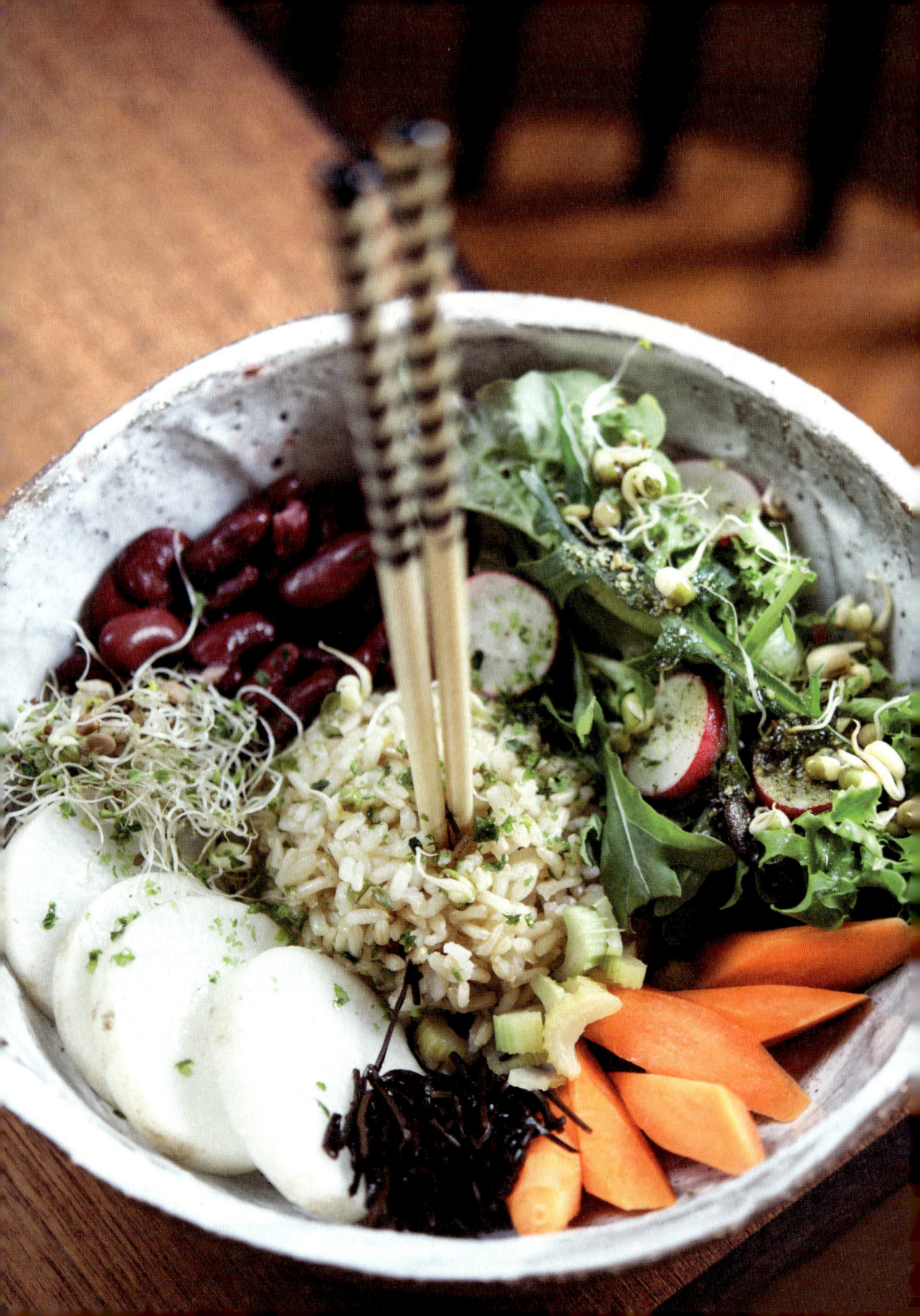

Rettich-Adzukibohnen-Reisgericht

Adzukibohnen stärken unser Prana und ganz besonders unsere Nieren, während Rettich hilft, Altes loszulassen. Es ist ein reinigendes und kraftspendendes Gericht, das ich besonders gern zum Frühlingsanfang oder nach ausschweifenden Festen esse.

Zutaten

2 Tassen gekochter Vollkornreis

1–2 Tassen gekochte Adzukibohnen

½ Rettich

2 Karotten

2 Teelöffel Wakame Algen

1 Handvoll Ruccola oder Portulak

2 Teelöffel Gomasio

2 Prisen Salz

1 EL Sesamöl

2 Teelöffel Pickles deiner Wahl (siehe Pickles, ab Seite 208)

2 Esslöffel Tahinsauce (siehe Tahin-Minz-Dressing, ab Seite 204)

Zubereitung

Die Wakame Algen 20 Minuten lang einweichen, gut waschen und für 20 Minuten in etwas Wasser kochen. Das Gemüse putzen. Den Rettich in Scheiben, die Karotten in Stifte schneiden. Den Rettich ein paar Minuten lang dämpfen, die Karotten sautieren. Den Salat gut waschen und in eine schöne Schüssel füllen. Den Reis daneben geben und das fertige Gemüse, die Pickles, die Bohnen und Algen drum herum drapieren. Statt der Tahinsauce kannst du auch einfach Lein- oder Kürbiskernöl nutzen.

Brokkoli Tempura mit Getreidebratling

Ein herrlich stärkendes Gericht, wenn du wieder zu Kräften kommen musst oder im Winter, wenn es kalt ist.

Zutaten

2 Karotten

2 Löffel Sellerie-Pickles (Rezept Seite 209)

2 Getreidebratlinge (Rezept Seite 118)

4 Stück Tempura aus Brokkoli (Rezept Seite 129)

1 große Rote Bete

2 Teelöffel Wakame Algen

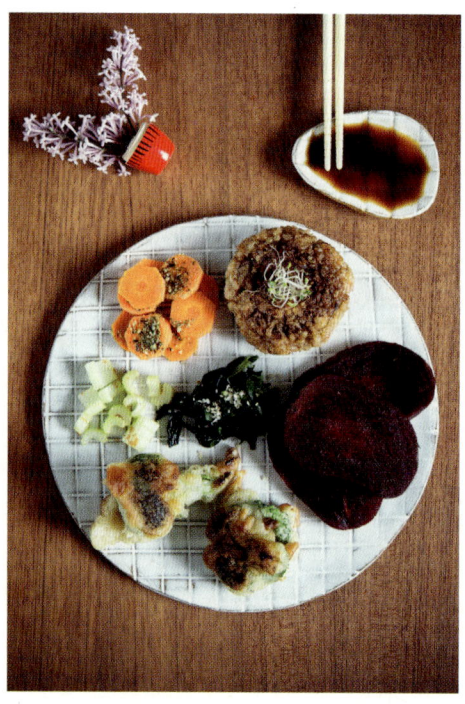

Zubereitung

Bereite das Tempura, die Sellerie-Pickles und die Getreidebratlinge nach Rezept zu. Koche die eingeweichten Wakame Algen für 20 Minuten. Die Rote Bete schälen und in Scheiben schneiden, 10–15 Minuten dämpfen. Karotten in dünne Scheiben schneiden und kurz andünsten. Alles auf einem schönen Teller anrichten. Dazu kannst du Shoyu-Ingwer-Sauce reichen.

Gebratenes Hirsebrot mit Dhal

Wenn du mal zu viel Hirse gekocht hast, mach einfach ein Hirsebrot daraus. Das Rezept findest du auf Seite 187. In diesem Gericht brätst du ein paar Scheiben davon an, das schmeckt wunderbar.

Zutaten

4 Scheiben Hirsebrot
2 Esslöffel Rote-Bete-Aufstrich (Rezept Seite 194)
½ Tasse gekochter Dhal (Rezept Seite 134)
2 Teelöffel Sellerie-Pickles (Rezept Seite 209)
1 große Rote Bete
¼ Rettich
2 Esslöffel geröstetes Sesamöl
Salz
2 Teelöffel Shoyu
2 Teelöffel Algen deiner Wahl

Zubereitung

Die Rote Bete schälen und in Würfel schneiden. Mit etwas Wasser und Salz für 10–15 Minuten köcheln. Den Rettich waschen und in Scheiben schneiden. 10 Minuten dämpfen. Die Karotten waschen und in der schrägen Technik (immer um 180 Grad drehen) schneiden. Die Hirsebrotscheiben im gerösteten Se-

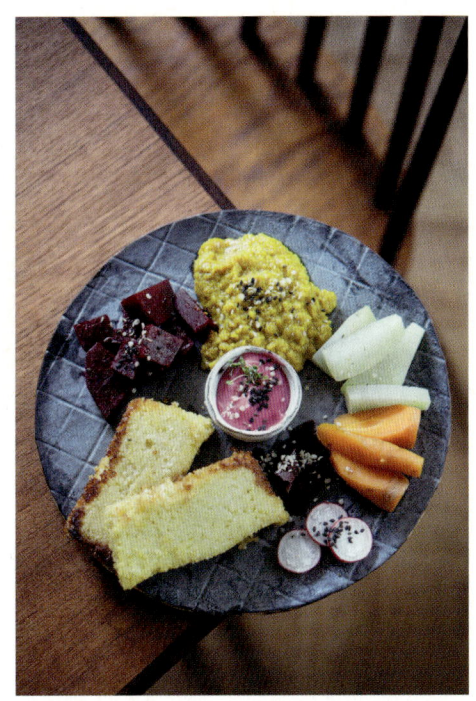

samöl anbraten und mit Shoyu ablöschen. Einen leckeren Aufstrich in der Mitte des Tellers arrangieren und alle Zutaten darum herum drapieren.

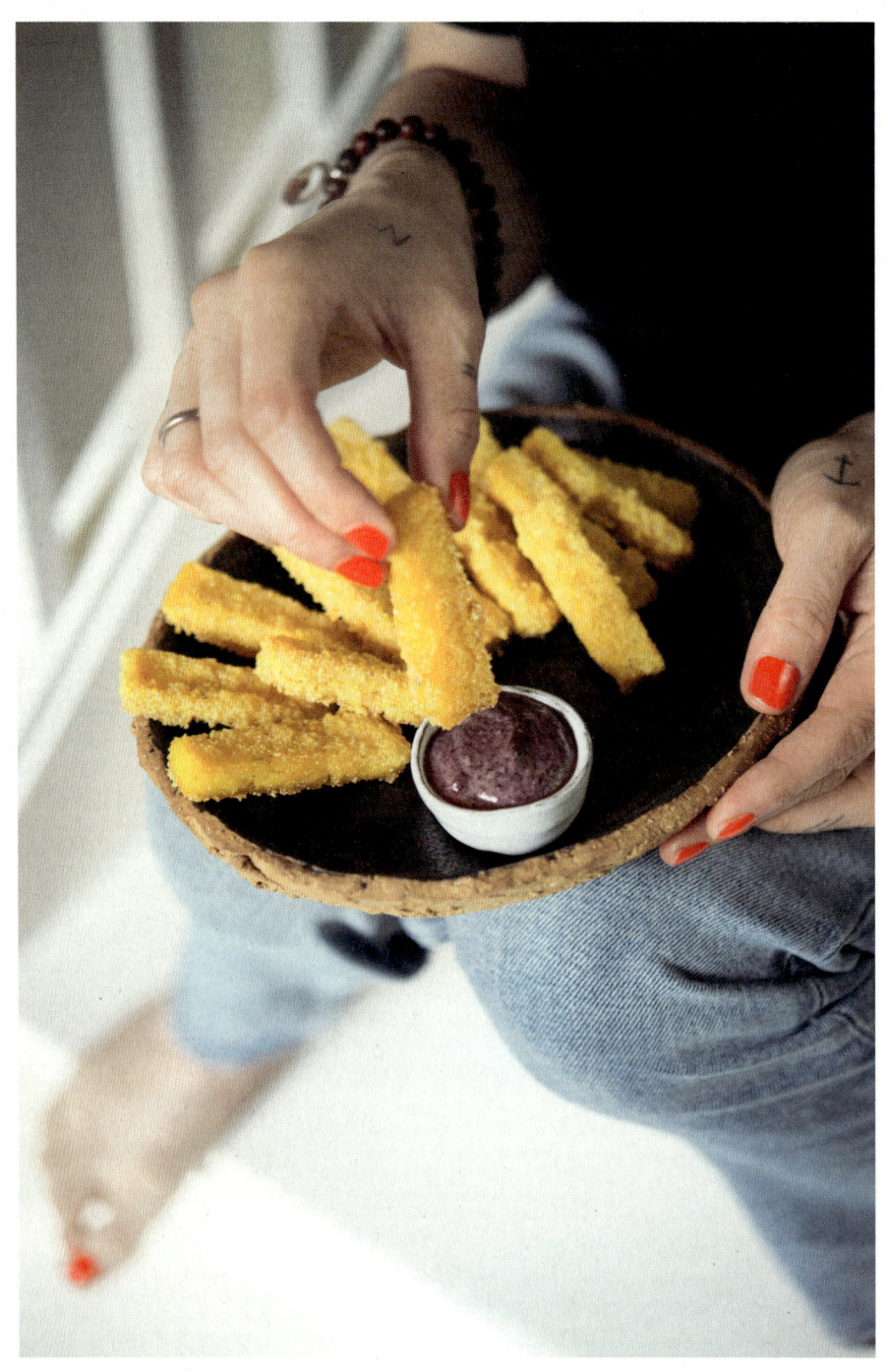

Polenta-Sticks

Die Polenta-Sticks kannst du mit jedem Gericht kombinieren, mit auf Reisen nehmen oder einfach so naschen. Eine schöne Alternative zu Pommes Frites. Seit Jahren mache ich sie zu Silvester und sie kommen immer super an.

Zutaten

4 Tassen Wasser
3 Tassen Polenta (Maisgrieß)
½ Teelöffel Gemüsebrühe
½ Teelöffel Salz
3 Esslöffel Olivenöl
3 Esslöffel Polenta

Zubereitung

Das Wasser mit dem Salz zum Kochen bringen. Zwei Tassen der Polenta sachte hineinrühren (den Rest zur Seite stellen) und für fünf Minuten köcheln lassen, bis das Wasser gut verbraucht ist. Die Polenta vom Herd nehmen und in eine mit Backpapier ausgelegte kleine Brownie-Form füllen. Du kannst auch eine Hälfte vom Backblech dafür verwenden. Ein paar Stunden lang (oder über Nacht) erkalten lassen, bis die Polenta steif ist. Vorsichtig in Streifen schneiden. Das Olivenöl, die Gemüsebrühe und das restliche Polenta in einer Schüssel verrühren und die Polenta-Sticks darin wälzen. Auf ein mit Backpapier ausgelegtes Backblech geben und in den vorgeheizten Backofen schieben. 30–35 Minuten bei 200 °C backen. Dazu eine Sauce deiner Wahl – lecker!

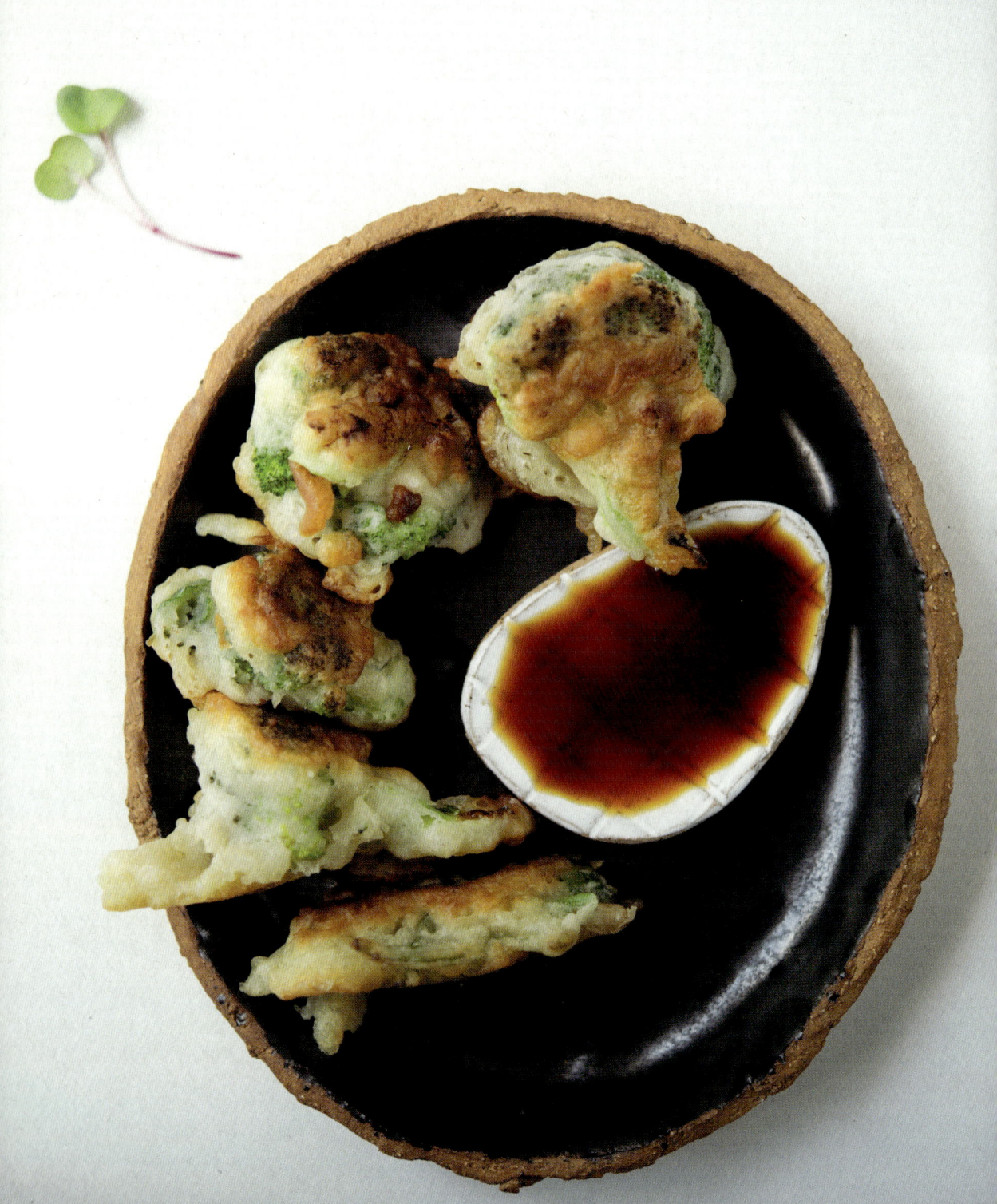

Tempura

Manchmal tut Frittiertes so richtig gut. Gerade im Winter, wenn es eiskalt draußen ist. Um Tempura herzustellen, werden Gemüsesorten, Bohnen oder Algen in einen pfannkuchenartigen Teig getaucht und in einem hochwertigen Bratöl frittiert. Dazu wird dann eine köstliche Shoyu-Ingwer-Sauce gereicht.

Zutaten für den Teig

1 Tasse Weizenmehl

2 Teelöffel Kuzu (in kaltem Wasser aufgelöst)

1 Prise Salz

ein wenig kaltes Wasser

Zutaten zum Frittieren

Hochwertiges, hitzebeständiges Öl

Kasu Age

ein tiefer Topf

Stäbchen

Geeignetes Gemüse und Algen für Tempura

In streichholzgroße Stifte geschnittene Möhren, Petersilie, Klettenwurzel, große Stücke Brokkoli, Rettich, Blumenkohl, Sellerie, Kürbis, Kichererbsen, Nori Algen, Kombu Algen oder Bohnen. Du kannst natürlich auch andere Gemüsesorten probieren.

Zubereitung

Die Zutaten für den Teig gut verrühren. Das Öl in dem Topf erhitzen und mit den Stäbchen prüfen, ob es heiß ist. Ein Stäbchen leicht ins Öl halten und wenn es sprudelt, ist das Öl heiß genug. Nun das Gemüse, Kichererbsen, Bohnen oder Algen mit einem Löffel in den Teig tauchen, gut darin wenden und in das heiße Öl geben. Die gewünschte Zutat sollte in dem Öl schwimmen können. Wenn das Tempura goldgelb und leicht kross ist, ist es fertig. Mit einer Kasu Age, dem Schöpflöffel, die Tempura auf eine mit Küchenpapier ausgelegte Unterlage legen, damit das restliche Fett gut abtropfen kann.

Pastinaken-Püree

Wenn du Pastinaken kochst und pürierst, einwickeln sie eine angenehme Süße. Wenn du mit anderen Gemüsesorten experimentierst, wirst du feststellen, dass viele eine schöne Süße besitzen. Wenn du Hunger auf Süßes hast, dämpfe dir doch einfach mal ein bisschen Gemüse oder mache dir dieses Püree. Das kannst du zu jedem Gericht hinzufügen oder einfach so naschen.

Zutaten.

2 mittelgroße Pastinaken
1 Teelöffel Tahin
1 Prise Salz
1 Teelöffel Olivenöl

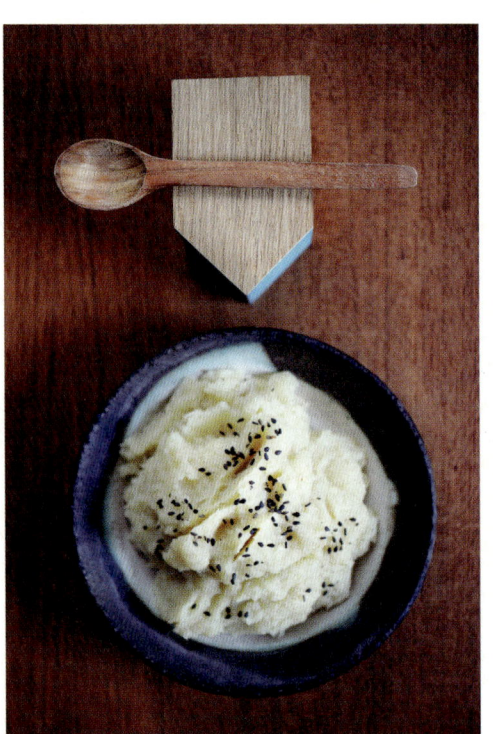

Zubereitung

Die Pastinaken waschen und in kleine Stücke schneiden. In den Topf legen und mit ein wenig Wasser bedecken. Etwa 10 Minuten mit dem Salz kochen, bis sie weich sind. Anschließend zusammen mit dem Tahin pürieren und mit ein wenig Olivenöl verfeinern. Einige Nori-Flocken obendrauf machen das Ganze auch noch hübsch.

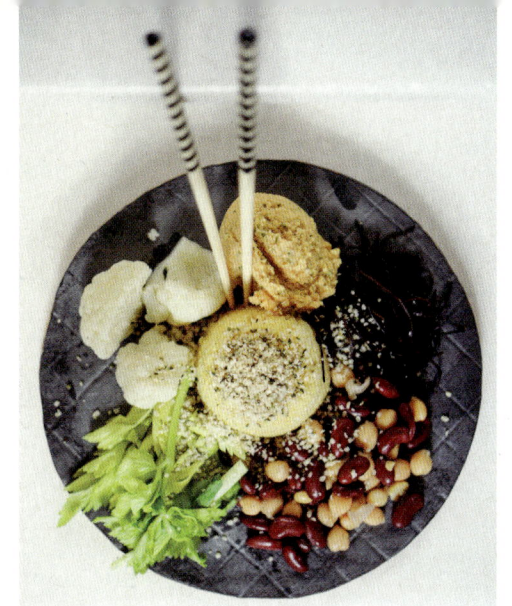

Hirse-Allerlei

Zutaten

1 Tasse Hirse

2½ Tassen Wasser

1 Prise Salz

3 Stangen Sellerie

200 g Tofu

2 Teelöffel Wakame Algen

2 Teelöffel Shiso-Blätter

1 Karotte

1 Esslöffel geröstetes Sesamöl

1 Esslöffel Tamari

Zubereitung

Lege die Instant Wakame Algen in ein wenig Wasser ein, damit sie sich entfalten können. Koche die Hirse im gesalzenen Wasser für 15–20 Minuten, bis das Wasser verbraucht ist. In der Zeit schneidest du den Sellerie in ganz feine Scheiben, auch das Grün. Die Karotte in Halbmonde schnippeln. Den Tofu aus der Packung nehmen und gut abtropfen lassen. Gegebenenfalls mit einem Tuch die Flüssigkeit noch ein wenig entfernen, aber bitte vorsichtig, damit der Tofu nicht kaputt geht. Schneide ihn in kleine Würfel. Gib das Sesamöl in eine Pfanne und erhitze es. Gib zuerst den Tofu hinein, dann die Karotten und ein paar Minuten später den Sellerie. Alles für etwa 5 Minuten sautieren. Im Winter kannst du es auch noch ein wenig länger braten, im Sommer vielleicht nur den Tofu brutzeln und das Gemüse roh zur Hirse dazugeben. Schneide die Shiso-Blätter in ganz feine Stückchen, sie geben durch ihre Säure dem Salat eine ganz besondere Note. Nun alle Zutaten in eine Schüssel geben und vorsichtig vermischen.

Soba-Nudeln mit Edamame

Soba-Nudeln sind japanische Nudeln mit einem Buchweizenanteil. Ich liebe sie. Wenn ich kein Getreide zur Hand habe, gebe ich Soba-Nudeln gern zu meiner Misosuppe hinzu. Oder ich mache mir einen kleinen Salat daraus. Im Sommer schmecken Soba-Nudeln auch richtig gut kalt. Im Winter esse ich sie natürlich warm. Bei diesem Soba-Nudel-Allerlei kannst du sämtliche Gemüsesorten verwenden. Hier meine liebste Gemüse-Kombi:

Zutaten

1 Packung Soba-Nudeln

2 Tassen gekochte Kichererbsen

1 Tasse gekochte Edamame (Ich nehme Edamame aus Bio-Anbau, wenn du die im Bioladen nicht bekommst, kannst du sie durch Erbsen ersetzen. Hauptsache, es gibt einen schönen Kontrast zwischen den Zutaten auf dem Teller.)

2 Karotten in Halbmonde geschnitten

3 Stangen Koriander

1 Teelöffel Sprossen deiner Wahl

2 Teelöffel Gomasio oder das Kürbis-Nori-Gewürz

4 Shiitakepilze (eingeweicht, in kleine Stücke geschnitten und gebraten)

Zubereitung

Die Soba-Nudeln mit etwas Salz in reichlich Wasser für 10–14 Minuten kochen. Das Abtropfwasser nicht wegschütten, einfach in ein Glas abfüllen. Das kannst du wunderbar für die nächste Misosuppe nutzen. Die Flüssigkeit hält sich für 1–2 Tage. Die Nudeln kalt abspülen und auf einen schönen Teller füllen. Die restlichen Zutaten dazugeben. Shiro Miso-Dressing unterheben und ein wenig Gomasio über das Gericht streuen. Du kannst auch einfach nur ein wenig Lein- oder Kürbisöl nehmen!

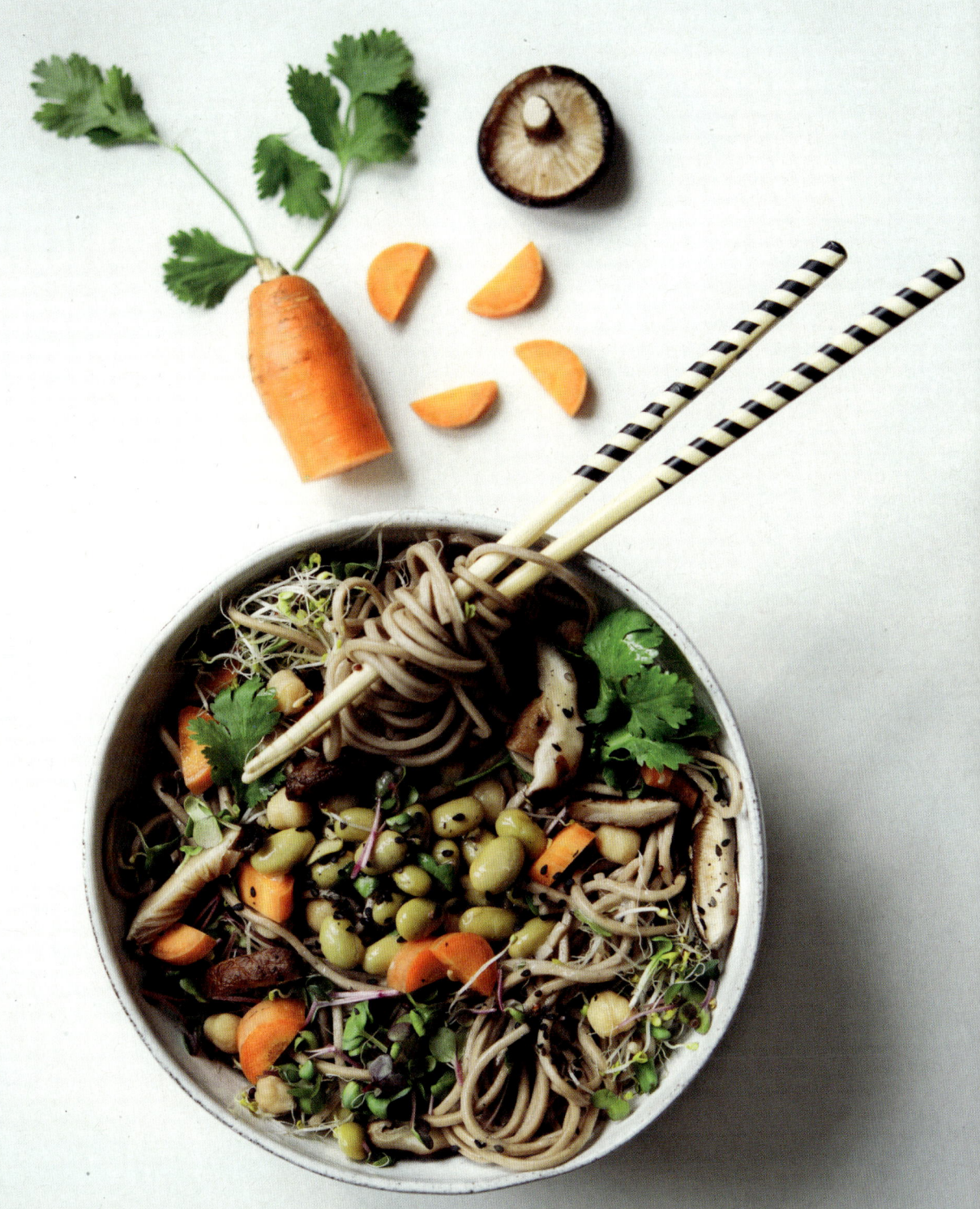

Dhal-Suppe mit Kurkuma

Linsensuppe ist etwas, das ich ständig essen könnte. Für mich ist sie manchmal wie Fast Food, sie ist zügig zubereitet und macht pappsatt. Mit weniger Wasser wird das Dhal auch zäher und kann wie ein Püree zu einem Gericht gereicht werden. Es ist eine wunderbare Eiweißquelle.

Zutaten

1 Tasse gelbe Linsen
4 Tassen Wasser
½ Teelöffel Gemüsebrühe, am besten hefefrei
1 Teelöffel Shiro Miso
½ Teelöffel Kurkuma
1 Prise Pfeffer
½ Teelöffel Leinöl

Zubereitung

Die Linsen gut waschen. Mit dem Wasser und der Gemüsebrühe etwa 30 Minuten köcheln, bis die Linsen ganz weich sind. Das Shiro Miso in ein wenig Wasser auflösen und hinzufügen. Kurkuma und Pfeffer unterrühren. Gegebenenfalls alles einmal pürieren. Die Suppe in eine Schüssel füllen und das Leinöl hinzugeben.

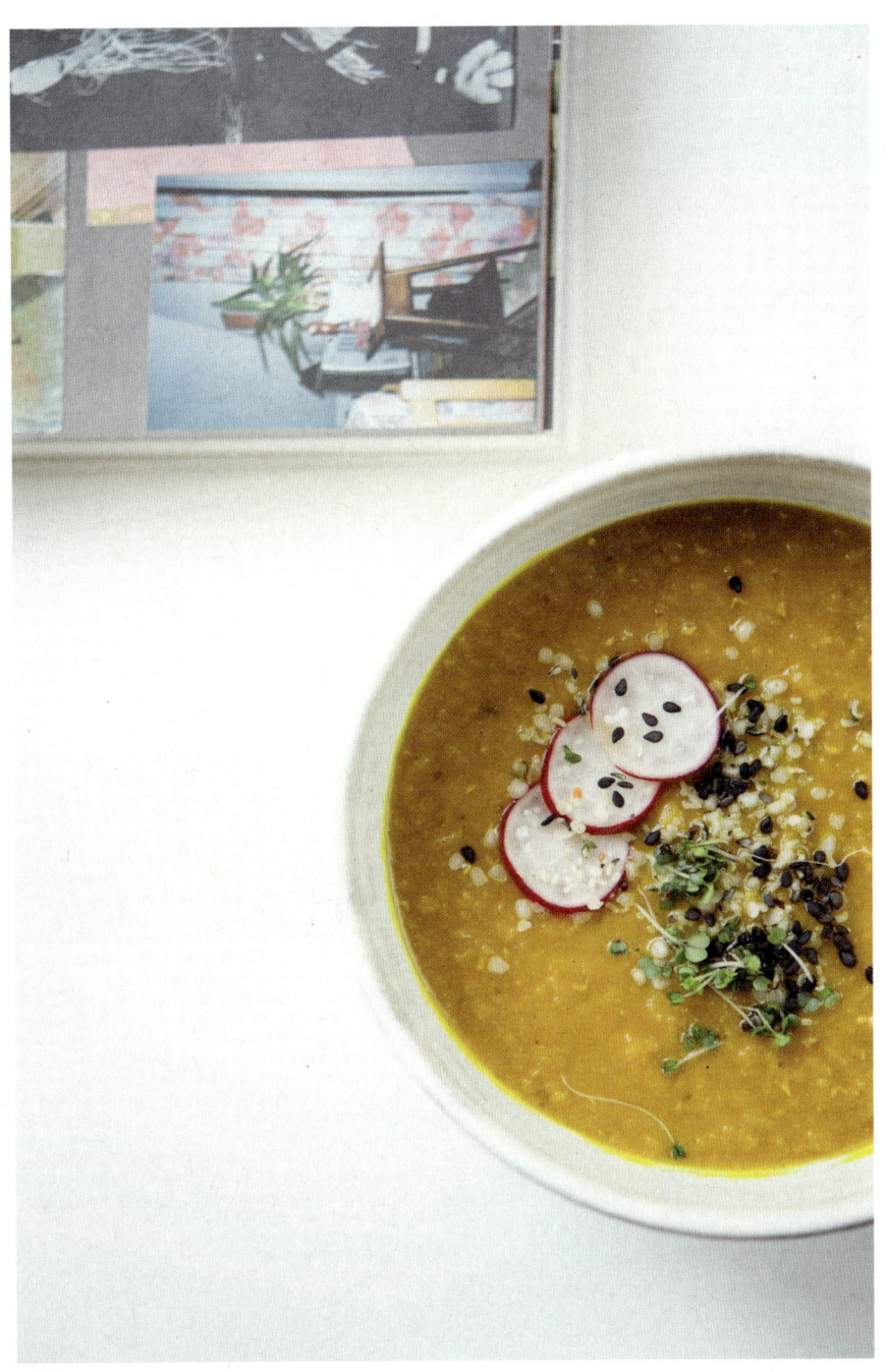

Schwarzwurzel-Creme-Suppe

Zugegeben, die Schwarzwurzel ist nicht unbedingt das schönste Gemüse. Doch wenn du dich mit ihr anfreundest, kannst du mit ihr feine Dinge anstellen. Die sahnigste Suppe aller Zeiten herstellen zum Beispiel. Und das ganz ohne Sahne. Mhmmmmm ...

Zutaten

6 Stangen Schwarzwurzeln (wenn sie richtig dick sind, reichen auch 4)
1 Prise Meersalz
geröstetes Sesamöl zum Braten oder Kokosöl
½ Teelöffel Arame Algen (kann aber auch weggelassen werden)

Zubereitung

Die Arame Algen einige Stunden lang einweichen. Gut waschen (das Wasser wegschütten) und anschließend etwa 20 Minuten im Kochtopf im Dampfsieb dämpfen oder mit ganz wenig Wasser kochen. Die Schwarzwurzeln schälen (manche waschen sie auch mit einer Gemüsebürste, was mir zu lange dauert), in dünne Scheiben schneiden und in einer Pfanne in Sesamöl mit ein wenig Salz für ein paar Minuten anbraten. Die Scheiben anschließend in einen Topf schütten und gerade so viel Wasser hinzugeben, dass die Schwarzwurzeln leicht bedeckt sind. Nicht zu viel! Für 15–20 Minuten köcheln. Danach mit dem restlichen Salz in einen Mixer geben oder mit einem Pürierstab schön cremig mixen. Mit den Arame Algen verzieren und genießen. Ein Gedicht!

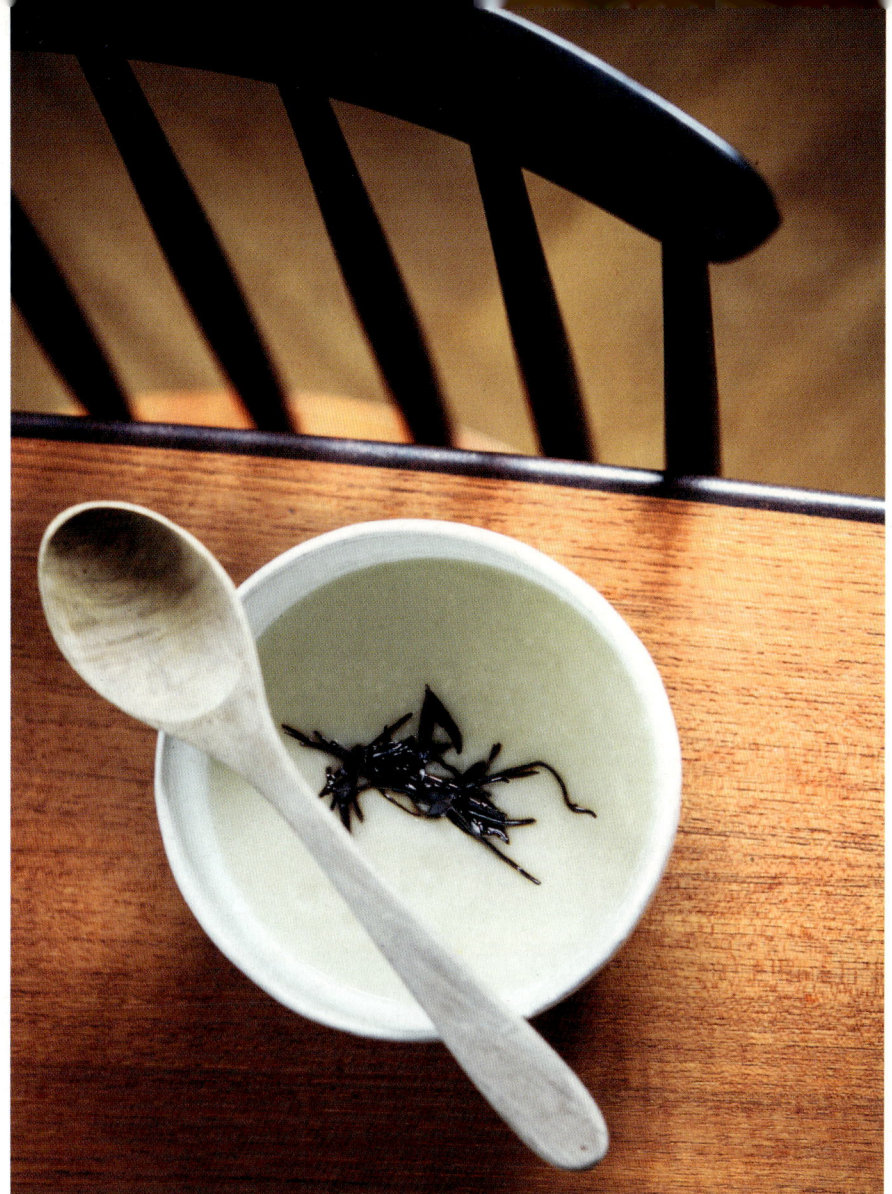

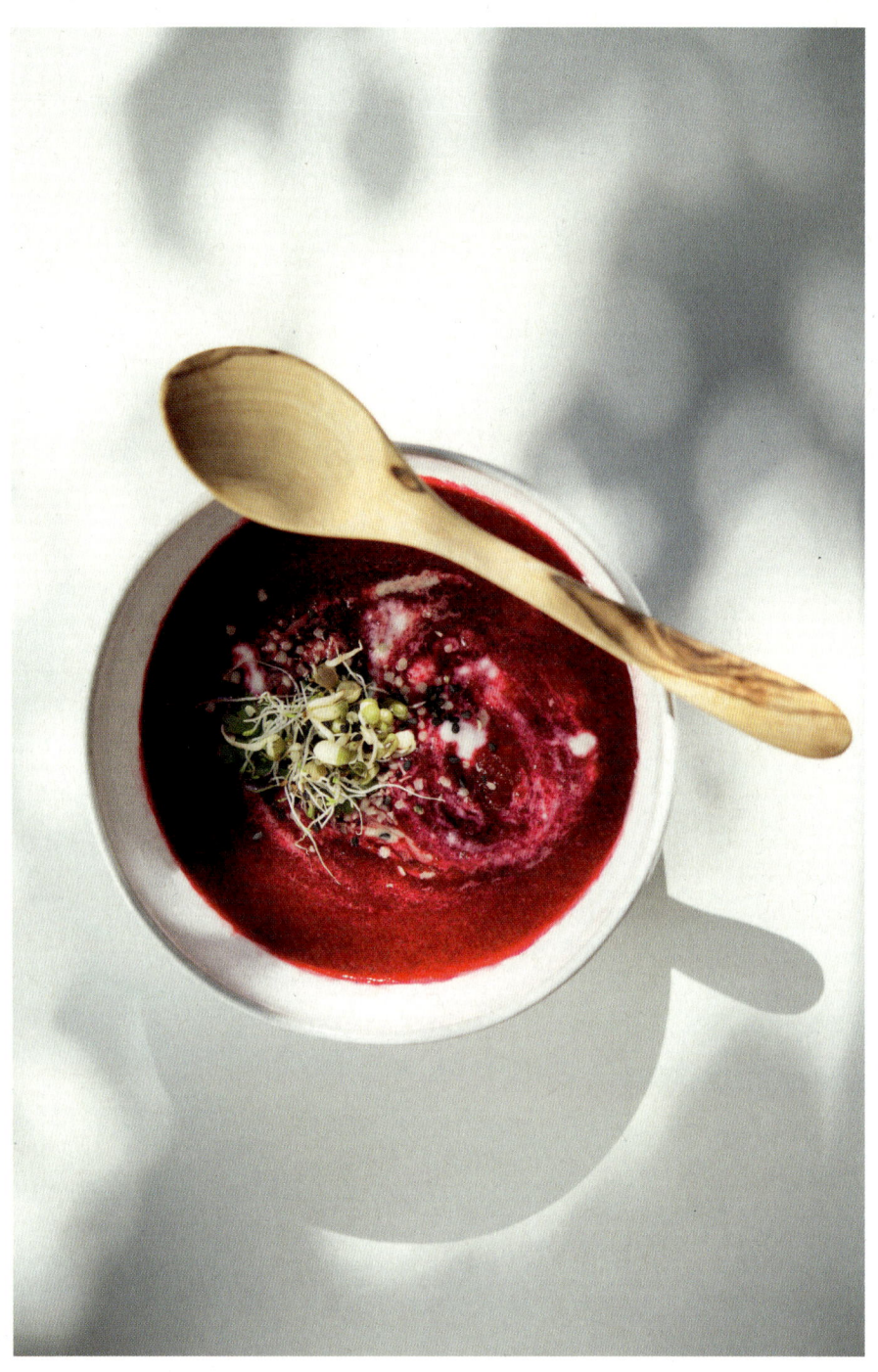

Rote-Bete-Suppe mit Shiro Miso

Rote-Bete-Suppe kennst du ganz sicher schon. Das Miso gibt dieser Suppe einen cremig-süßen Geschmack, der ganz eigen ist und süchtig macht. Diese Suppe kannst du im Sommer auch super kalt essen.

Zutaten

2 große Rote-Bete-Knollen
Wasser
1 Prise Meersalz
2 Esslöffel Shiro Miso
1 kleines Stück Ingwer
Koriander oder Petersilie als Garnitur

Zubereitung

Die Rote Bete klein schnippeln, so viel Wasser in den Topf geben, dass die Rote Bete gerade mal bedeckt wird und dann zusammen mit dem Ingwer und einer Prise Salz etwa 20 Minuten auf mittlerer Flamme kochen. Alles mit einem Handmixer cremig mixen, das Miso unterrühren und noch einmal kurz mixen. Mit der Petersilie oder dem Koriander garnieren.

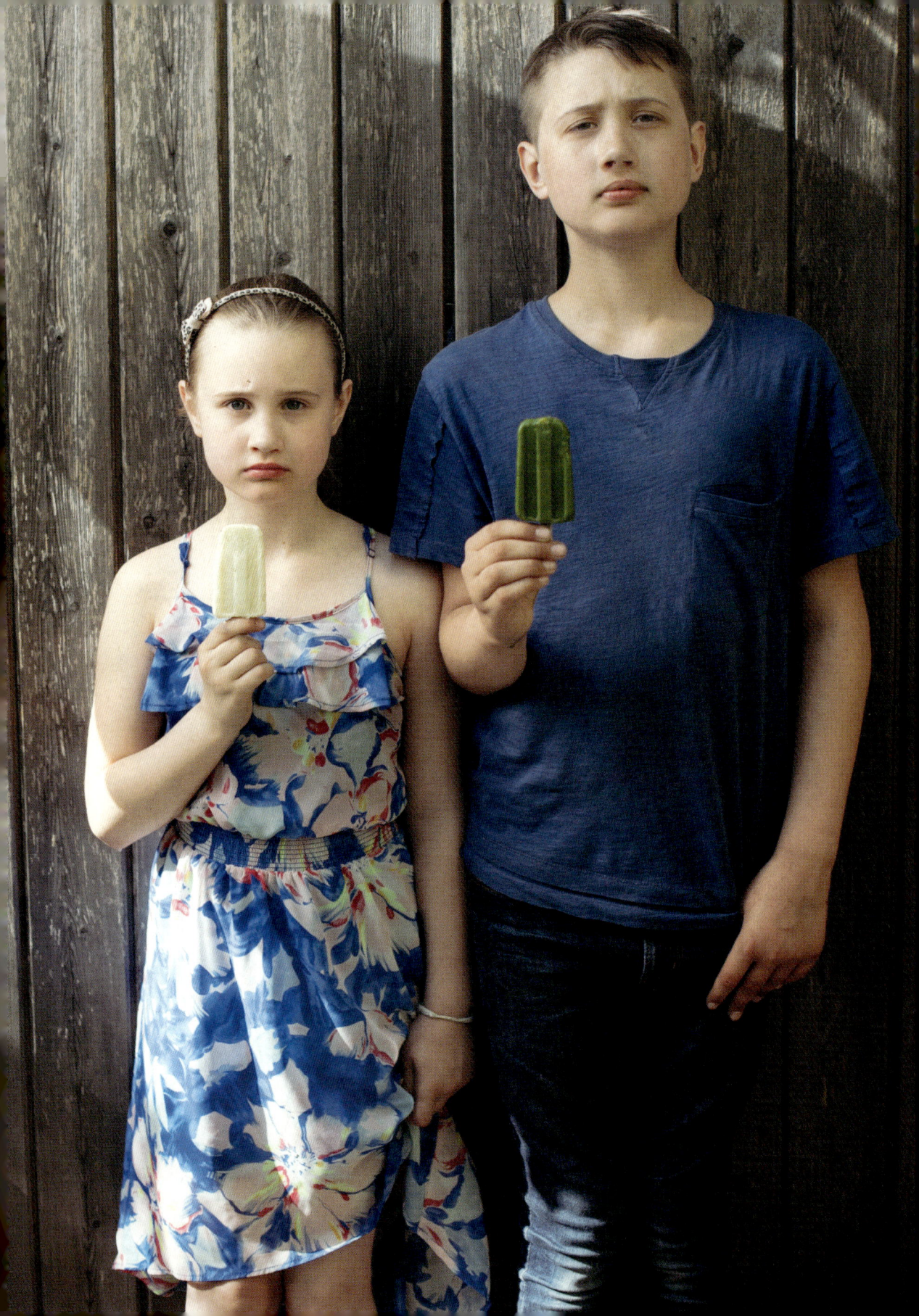

SÜßES

Ich liebe Süßes und möchte auch nicht darauf verzichten. Manchmal ist es wie eine zarte Streicheleinheit. Ich mache mir bewusst 2–3-mal pro Woche eine Süßigkeit, damit ich immer, wenn ich Lust danach verspüre, etwas zur Hand habe. Ich achte sehr auf hochwertige Süßigkeiten, die mich auch nachhaltig erfüllen.

Vegane Waffeln mit Cashew-Creme und Reismalz

Dieses Rezept ist perfekt für saftige Waffeln, ich könnte mich so richtig hineinlegen, so lecker sind sie. Am liebsten esse ich sie mit Cashew-Creme oder Amazake, das ist ein Süßungsmittel auf der Grundlage von braunem Reis, puddingartig, köstlich und wirklich gesund. Dazu ein bisschen Reissirup und „Frucht Pur" Marmelade – der Knaller!

Zutaten

500 g Buchweizenmehl (oder anderes)

600 g pflanzliche Milch

8 Esslöffel Reismalz

4 Esslöffel hochwertiges Sonnenblumenöl

1 Teelöffel Zitronensaft

1 Packung Backpulver (am besten Weinstein-Backpulver, gibt es in jedem Bioladen)

Zubereitung

Alle Zutaten in eine Küchenmaschine geben oder mit einem Schneebesen gut mixen. Das Waffeleisen aufheizen. Mit einem Pinsel und einem neutralen Öl das Waffeleisen leicht einpinseln, damit die Waffeln nicht am Gerät kleben bleiben. Ich rate sehr von Sprühfett ab, ein Pinsel mit etwas Öl ist viel besser für dich und die Umwelt. Wenn das Waffeleisen heiß ist, kann es losgehen. Mit einer Kelle das Waffeleisen auffüllen. Ich zähle eine Kelle pro Waffel, je nach Größe des Waffeleisens. Der Teig darf nicht überlaufen. Ich serviere diese köstlichen Waffeln am liebsten warm, sie können aber auch wunderbar kalt gegessen werden. Ich kenne sogar einige Menschen, die ihre Waffeln einfrieren und sie dann in einem Toaster wieder erwärmen. Lecker sind die veganen belgischen Waffeln auch mit selbst gemachter Cashew-Sahne.

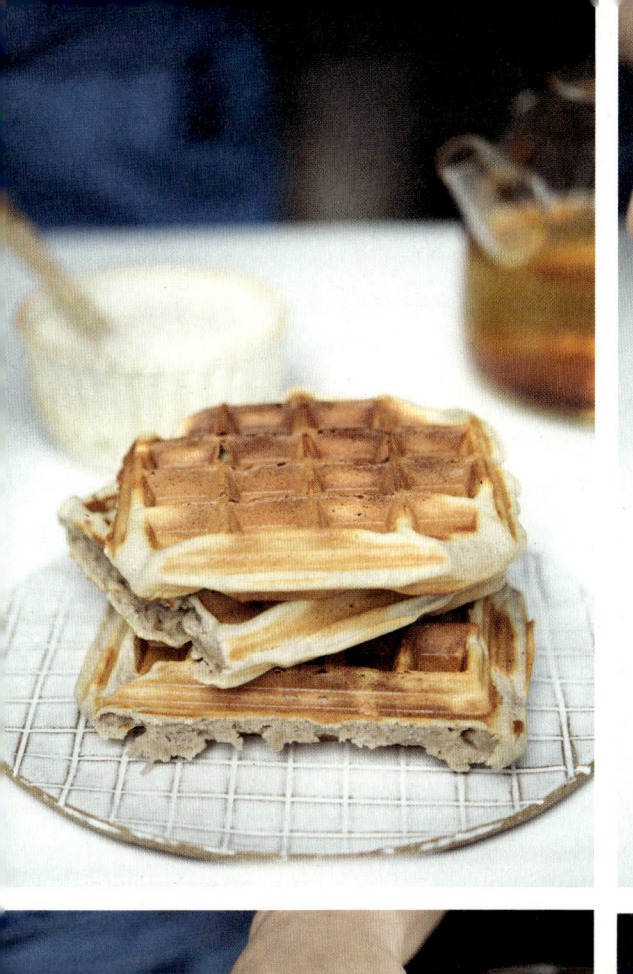
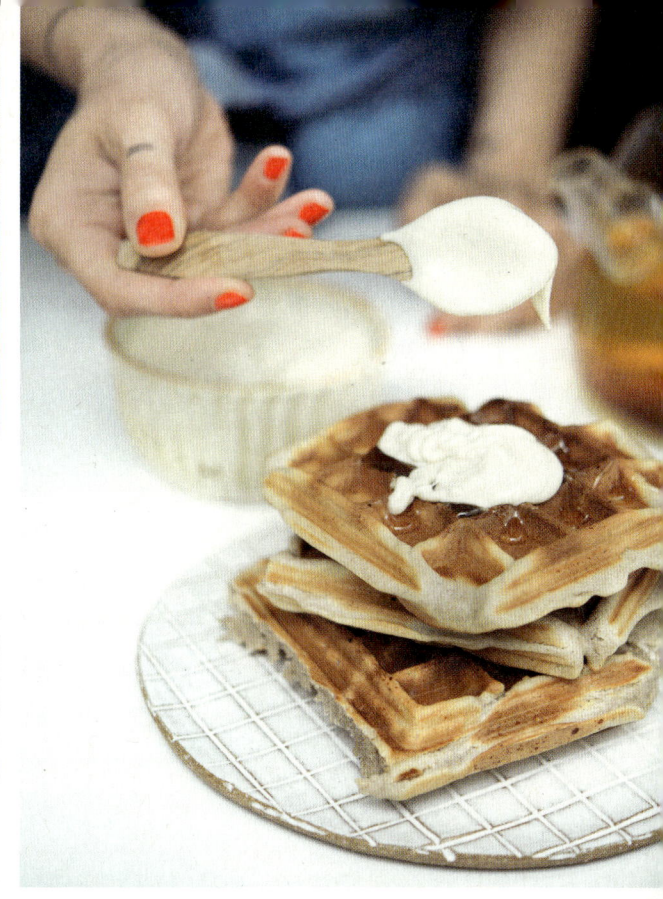
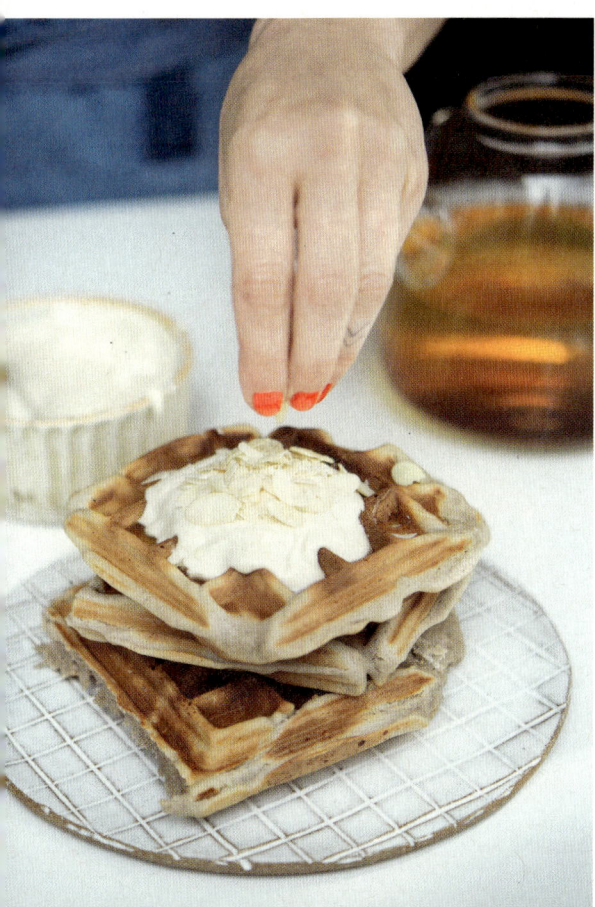
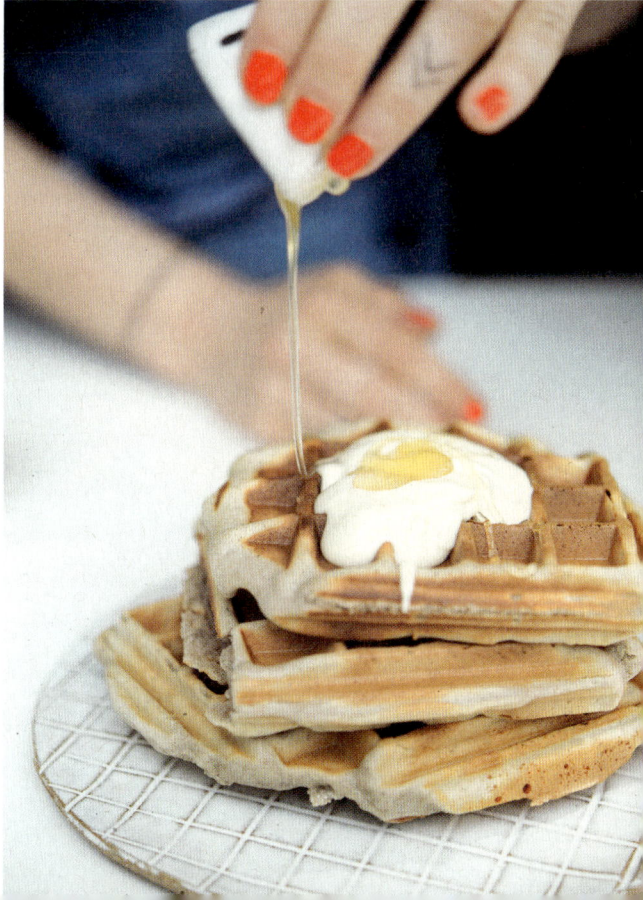

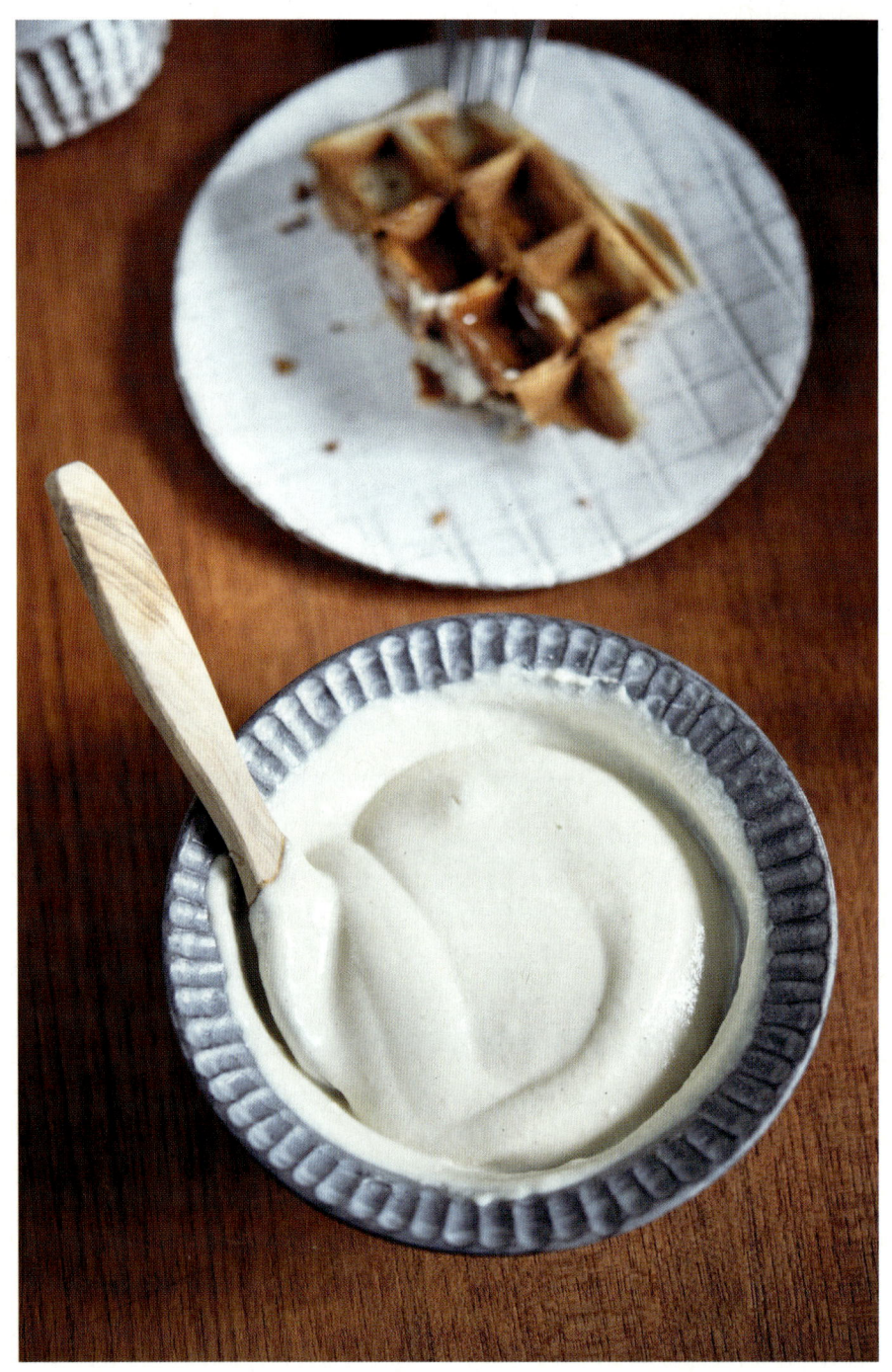

Cashew-Sahne

Diese pflanzliche Sahne macht einfach süchtig, ich gönne sie mir ganz oft einfach als Dessert.

Zutaten

100 g Cashewkerne
4 frische Datteln
1 Messerspitze Vanillepulver von einer Vanilleschote
2 Prisen Meersalz

Zubereitung

Die Cashewkerne über Nacht (mindestens sechs Stunden) einweichen, so verschwindet die Phytinsäure. Die Kerne danach kurz abspülen und ohne das Einweichwasser in einen leistungsstarken Mixer geben. Die Datteln sollten auch über Nacht eingeweicht werden. Diese danach entkernen und kurz in ein wenig Wasser mit einer Prise Salz aufkochen, damit sie ein bisschen mehr Yang bekommen. Alle Zutaten auf geringer Stufe mixen, bis langsam eine sahnige Konsistenz entsteht. Dann noch mal kurz auf hoher Stufe mixen. Wirklich nur kurz. Die vegane Sahne für mindestens 30 Minuten kalt stellen. Wie schon erwähnt, kann man die Sahne auch als Dessert verwenden. Zum Garnieren nehme ich gern Mandelstückchen und Mohn. Die Sahne kann genauso wie herkömmliche Sahne verwendet werden. Sie hält 2–3 Tage, nicht länger.

Süße Reiscracker

Diese Reiscracker sind himmlisch und so leicht zubereitet. Kinder lieben sie und auch für unterwegs bei Heißhunger sind sie sehr hilfreich. Besser als jeder ungesunde Riegel zwischendurch.

Zutaten

1 Tasse Sonnenblumenkerne
1 Tasse Kürbiskerne
1 Tasse ungesüßte Cornflakes
8 ungesalzene Reiswaffeln
1 Tasse Reismalz oder Reissirup

Zubereitung

Den Backofen auf 200 °C vorheizen. Cornflakes, Sonnenblumen- und Kürbiskerne in eine Schüssel schütten. Die Reiswaffeln grob mit der Hand in der Schüssel zerbröseln. Nun das Reismalz in einen kleinen Topf geben und auf kleiner Flamme so lange kochen, bis das Reismalz flüssig ist. Die Flüssigkeit über die trockene Mischung geben und vorsichtig verteilen. Die klebrige Substanz in eine mit Backpapier ausgelegte Auflaufform geben und verteilen. Je höher, desto besser. Schön festdrücken und in den vorgeheizten Backofen geben. Bei 180 °C etwa 12–15 Minuten backen. Die fertige Masse abkühlen lassen, bis sie fest ist und dann mit einem scharfen Messer in viereckige Stücke schneiden. Alles, was dabei an Bruch entsteht einfach sammeln und z. B. über deinen Morgenbrei streuen. Die Cracker halten sich eine Weile, wobei, volle Kanne gelogen ... bei uns sind sie immer ratzfatz weg. Die Reiscracker eignen sich auch fantastisch als Brainfood im Büro. Wer braucht da noch schnödes Studentenfutter? Eben!

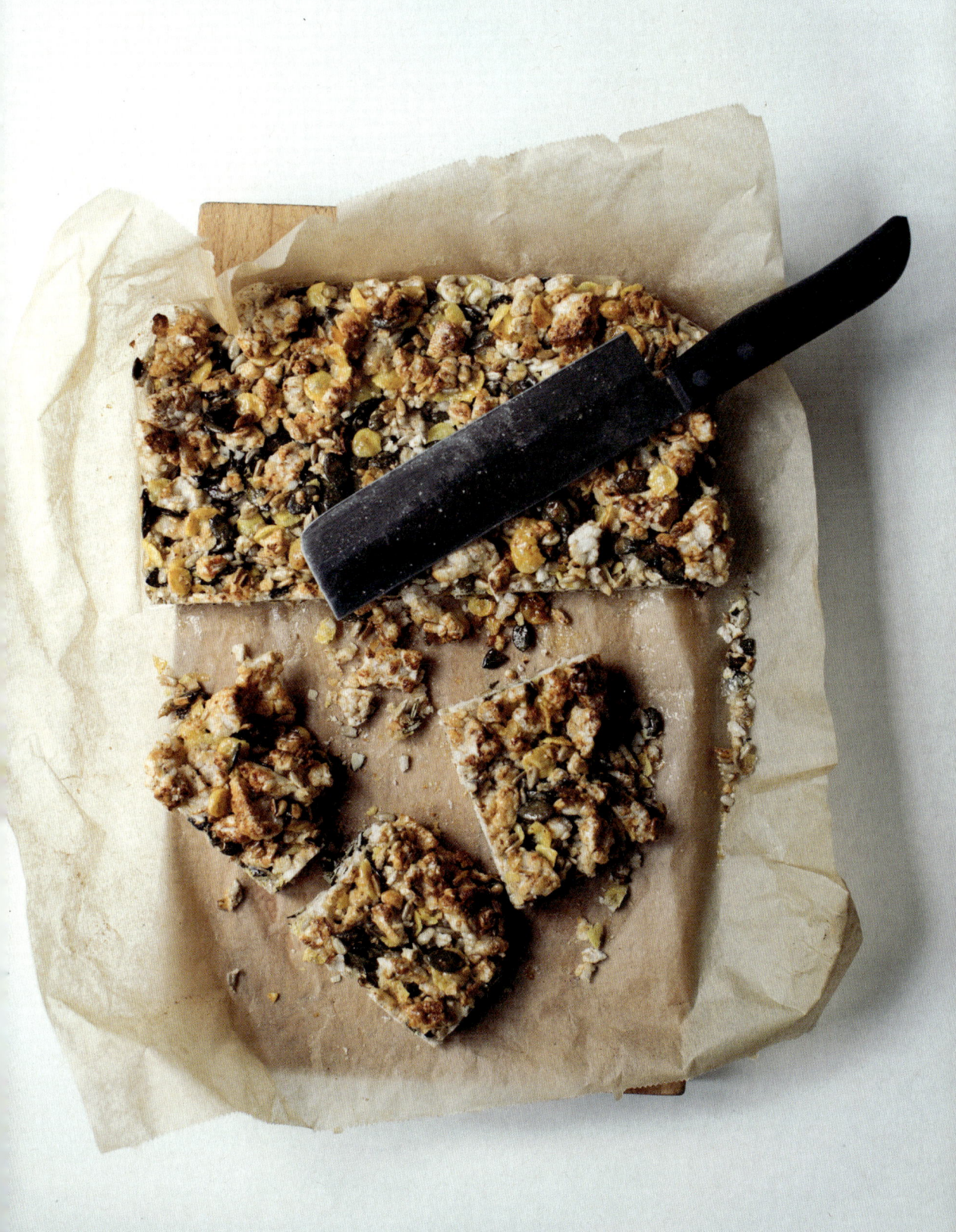

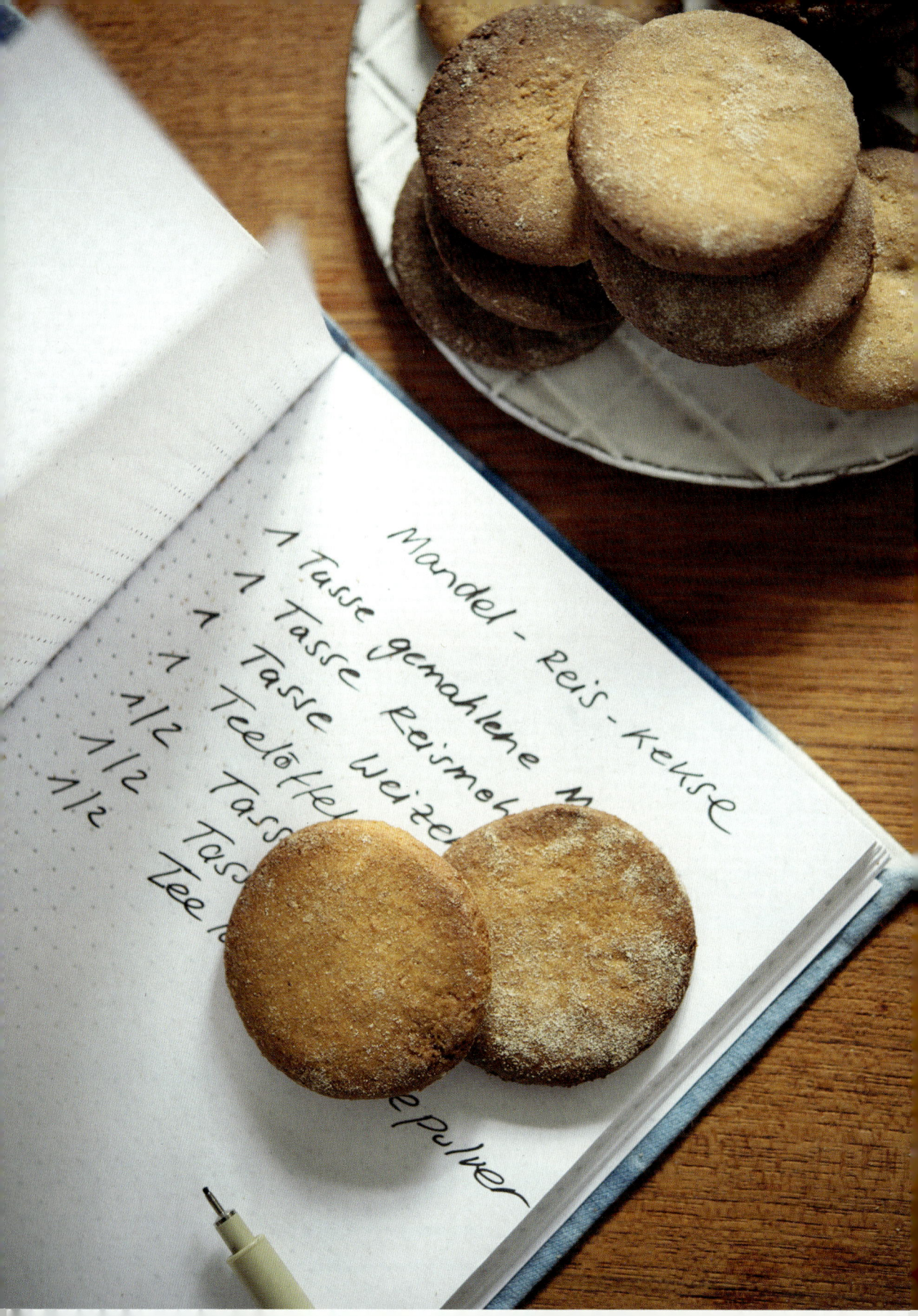

Mandel - Reis - Kekse

1 Tasse gemahlene M...
1 Tasse Reismeh...
1 Tasse Weize...
1 Teelöffe...
1/2 Tass...
1/2 Tass...
1/2 Tee...

...e Pulver

Mandel-Reis-Kekse

„Oh, die sind gar nicht so süß, aber trotzdem so lecker." Das höre ich oft, wenn ich meinem Besuch diese fantastischen Kekse anbiete. Sie sind so schön schlicht und nährend und können zu jeder Tageszeit genascht werden.

Zutaten

1 Tasse gemahlene Mandeln

1 Tasse Reismehl

1 Tasse Weizenmehl (oder ein anderes Mehl)

1 Teelöffel Backpulver

½ Tasse Reissirup

½ Teelöffel Kardamon

1 Messerspitze Vanilleextrakt

Zubereitung

Alle Zutaten miteinander zu einem geschmeidigen Teig verrühren. Er sollte nicht zu flüssig sein. Stelle ihn anschließend für 10 Minuten in den Kühlschrank. Danach den Teig gleichmäßig ausrollen und mit einem Keksausstecher die leckeren Kekse ausstechen und auf ein Backblech geben. In den vorgewärmten Ofen geben und bei 180 °C für ungefähr 20 Minuten backen. Immer mal wieder prüfen, damit sie nicht verbrennen.

Süße Kanten

Eine meiner liebsten Süßigkeiten im Sommer, wenn es knallheiß ist. Je nachdem, ob du die Kanten lieber ein bisschen fester oder weicher haben möchtest, variierst du die Menge Agar-Agar.

Zutaten

½ Tasse Rosinen
½ Tasse getrocknete Datteln
½ Tasse getrocknete Feigen
½ Esslöffel Agar-Agar (gegebenenfalls auch mehr)
1 Prise Salz

Zubereitung

Weiche die Trockenfrüchte über Nacht ein. Schütte das Einweichwasser weg
und gib die Trockenfrüchte mit dem Salz in einen Topf. So viel Wasser hinzufügen, dass die Trockenfrüchte gerade bedeckt sind. Köchel diese für etwa
10 Minuten und püriere sie im Topf. Gib zuletzt das Agar-Agar hinzu und
koche alles noch einmal auf. Die Masse in eine Form füllen und kalt stellen.
In kleine oder größere Stücke schneiden und zu einem Bancha Tee genießen.

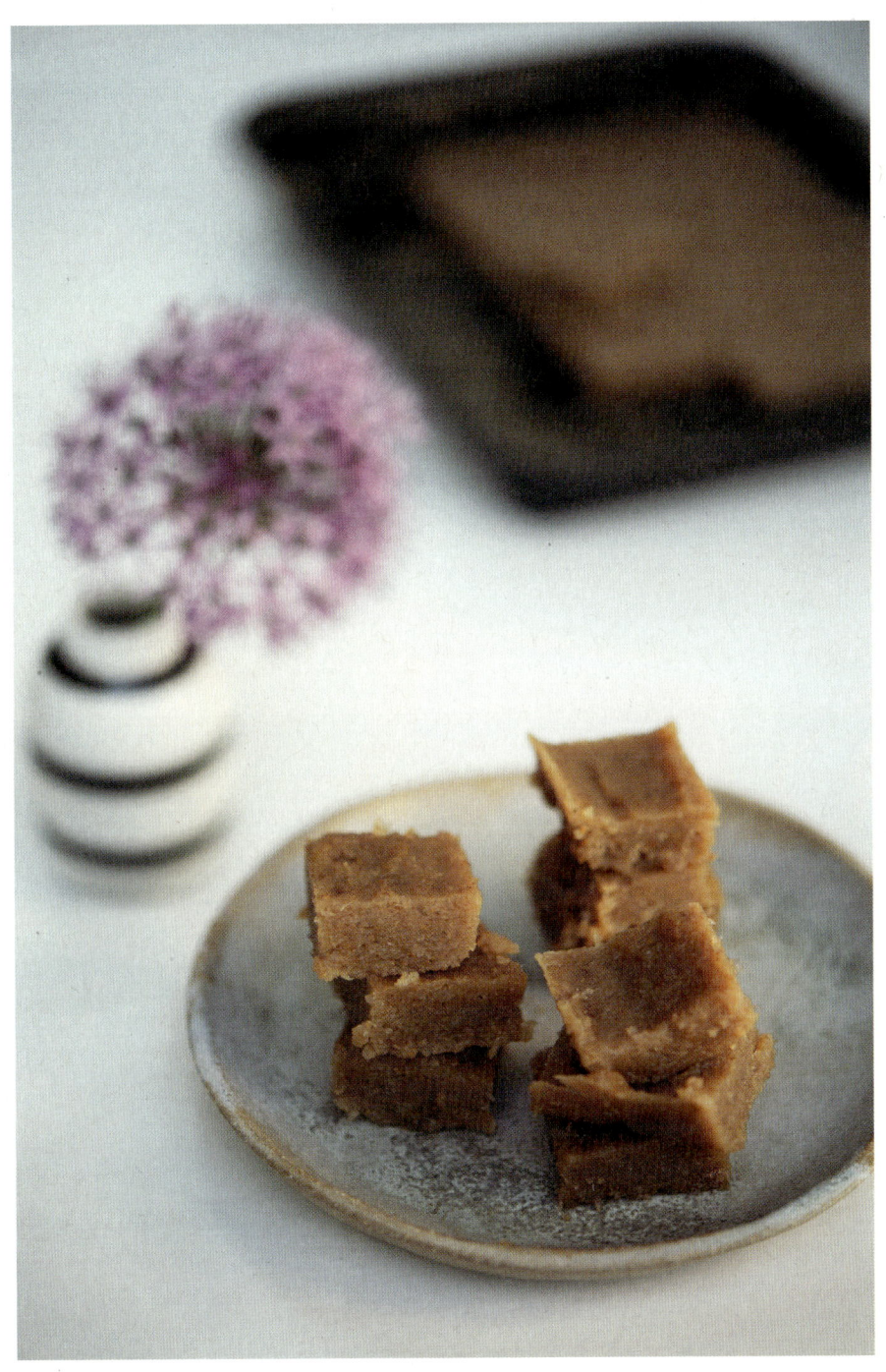

Yogi-Kekse (ungefähr 8 Stück)

Diese Kekse habe ich früher gern für meine Yogaschüler gebacken. Sie kommen auch wunderbar bei meinen Kindern an. Um diese schöne Rundung zu zaubern, nutze ich den Deckel von einem veganen Schokoladenaufstrich.

Zutaten

1 Tasse grobe Haferflocken
1 Tasse klein gehackte Nüsse deiner Wahl
½ Tasse Kürbis- oder Sonnenblumenkerne
¼ Tasse Rosinen
1½ Teelöffel gemahlener Zimt
½ Teelöffel Backpulver
¾ Tasse Sonnenblumenöl
Gegebenenfalls ein wenig Wasser

Zubereitung

Vermische alle Zutaten miteinander. Der Teig sollte schön zäh sein. Entweder formst du mit den Händen eine Kugel und drückst diese platt oder du nutzt den Deckel eines Schraubglases. In den drückst du den Teig und legst dann den runden Keks auf ein eingefettes Backblech. Für 10–12 Minuten bei 180 °C backen (je nach Größe). Sie sollten goldbraun sein, dann sind sie richtig durch. Einige Zeit abkühlen lassen – so werden sie schön fest.

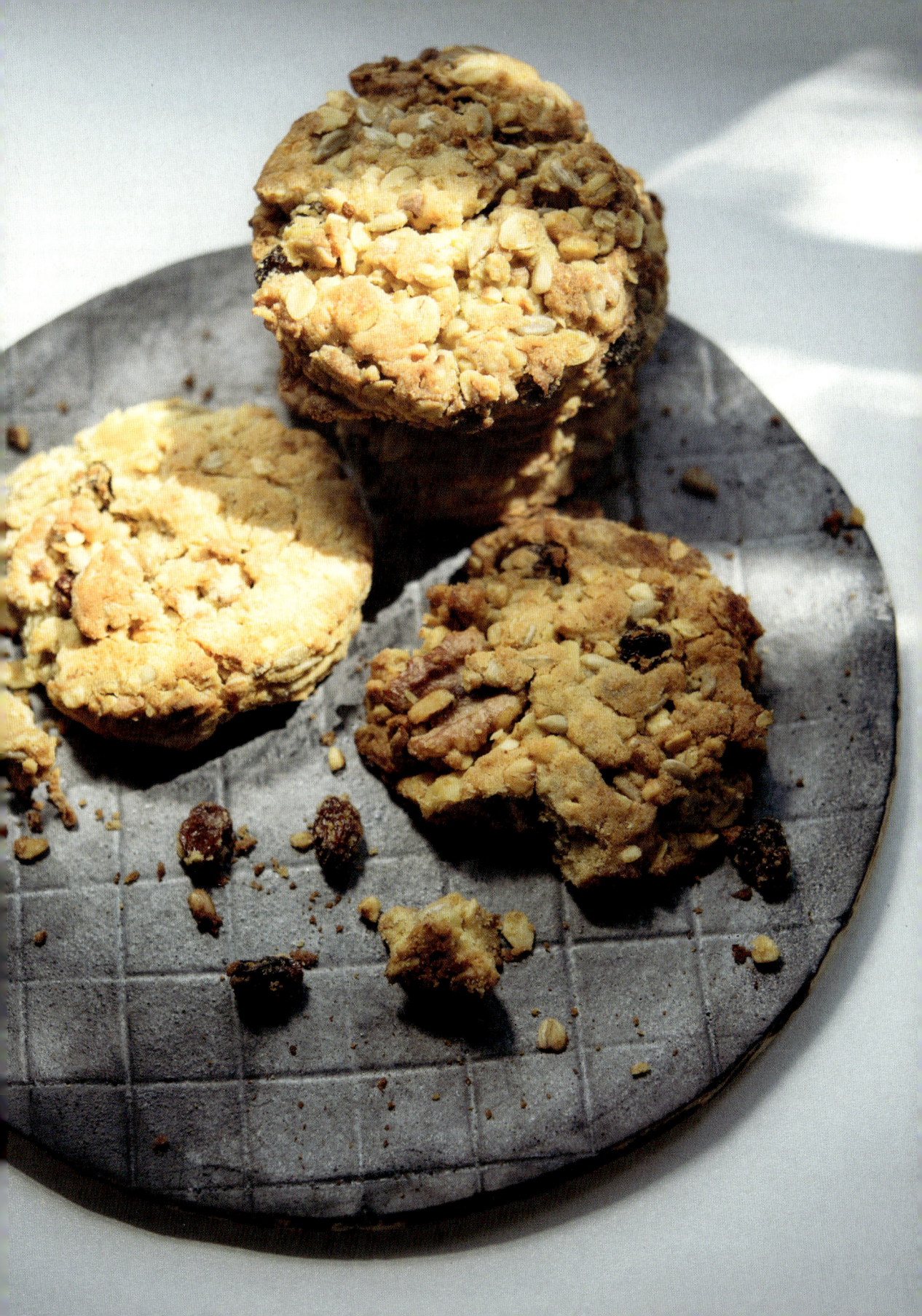

Veganes Amazake-Mandel-Eis

Manchmal, wenn ich Lust auf etwas Süßes habe und nichts Feines im Schrank finde, fange ich wie wild an, irgendwelche Dinge in meiner Küche zu kreieren. Eine dieser Kreationen ist dieses Eis. Es wurde sogar richtig cremig – auch ohne Eismaschine. Was wohl auch am Amazake liegt. Dieses Eis ist einfach umwerfend lecker. Meine Kinder lieben es.

Zutaten (Für acht Stück. Ich nehme eine klassische Popsicle Eisform und Holzlöffel)

2 gehäufte Esslöffel Amazake

2 gehäufte Esslöffel weißes Mandelmus

200 ml Reisdrink oder andere Getreidedrinks

2–3 Esslöffel Reissirup

1 Messerspitze Vanillepulver

1 Messerspitze Kardamom (gemahlen, kann aber auch weggelassen werden)

Zubereitung

Alle Zutaten in einen Mixer geben, kurz durchmixen und in die Eisformen füllen. Für fünf bis acht Stunden in das Gefrierfach geben. Köstlich!

Grünes Smoothie-Eis

Du könntest jetzt denken, dass du einfach nur deinen Smoothie in einen Eisbehälter kippen kannst, aber ganz so einfach ist es dann doch nicht. Es soll doch schmecken, oder? Bei einem grünen Smoothie-Eis sollte schon mehr Fett und auch deutlich mehr Süße dabei sein. Deshalb habe ich mir dieses Eis ausgedacht.

Zutaten

3 Handvoll Grünes deiner Wahl
1 Apfel
1 halbe Gurke, in Stücke geschnitten (wenn nicht Bio, bitte schälen)
Saft einer halben Zitrone
4 Teelöffel Soja-, Cashew- oder Kokosjoghurt (pur, ohne Zuckerzusatz)
4 Teelöffel Reissirup
4 Teelöffel Mandelmus

Zubereitung

Alle Zutaten nach und nach in einen Hochleistungsmixer geben. Am besten das Grün zuerst mit ein bisschen Wasser anmixen und dann den Joghurt dazugeben. Achte darauf, dass du nur ein bisschen Wasser nimmst, sonst wird es zu flüssig. Nach und nach die anderen Zutaten hinzufügen. So lange mixen, bis eine geschmeidige Masse entsteht. Danach alles in die Formen schütten und über Nacht oder 6–8 Stunden im Gefrierfach liegen lassen. Dieses Eis schmeckt unfassbar gut, ist total gesund – und auch bei Kindern sehr beliebt! Bei Höchsttemperaturen gibt's das Smoothie-Eis ausnahmsweise auch ruhig mal zum Frühstück! Herrlich erfrischend.

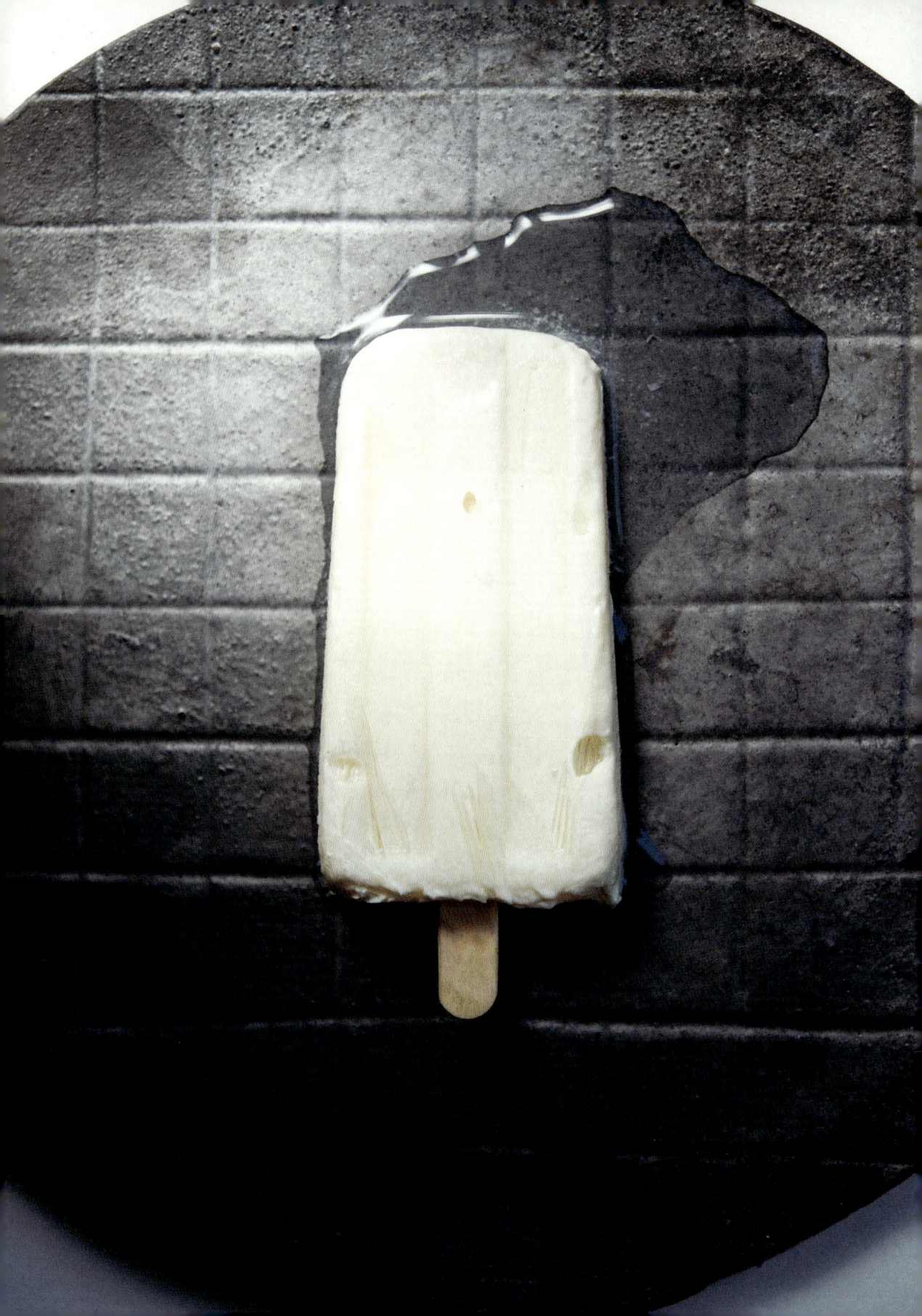

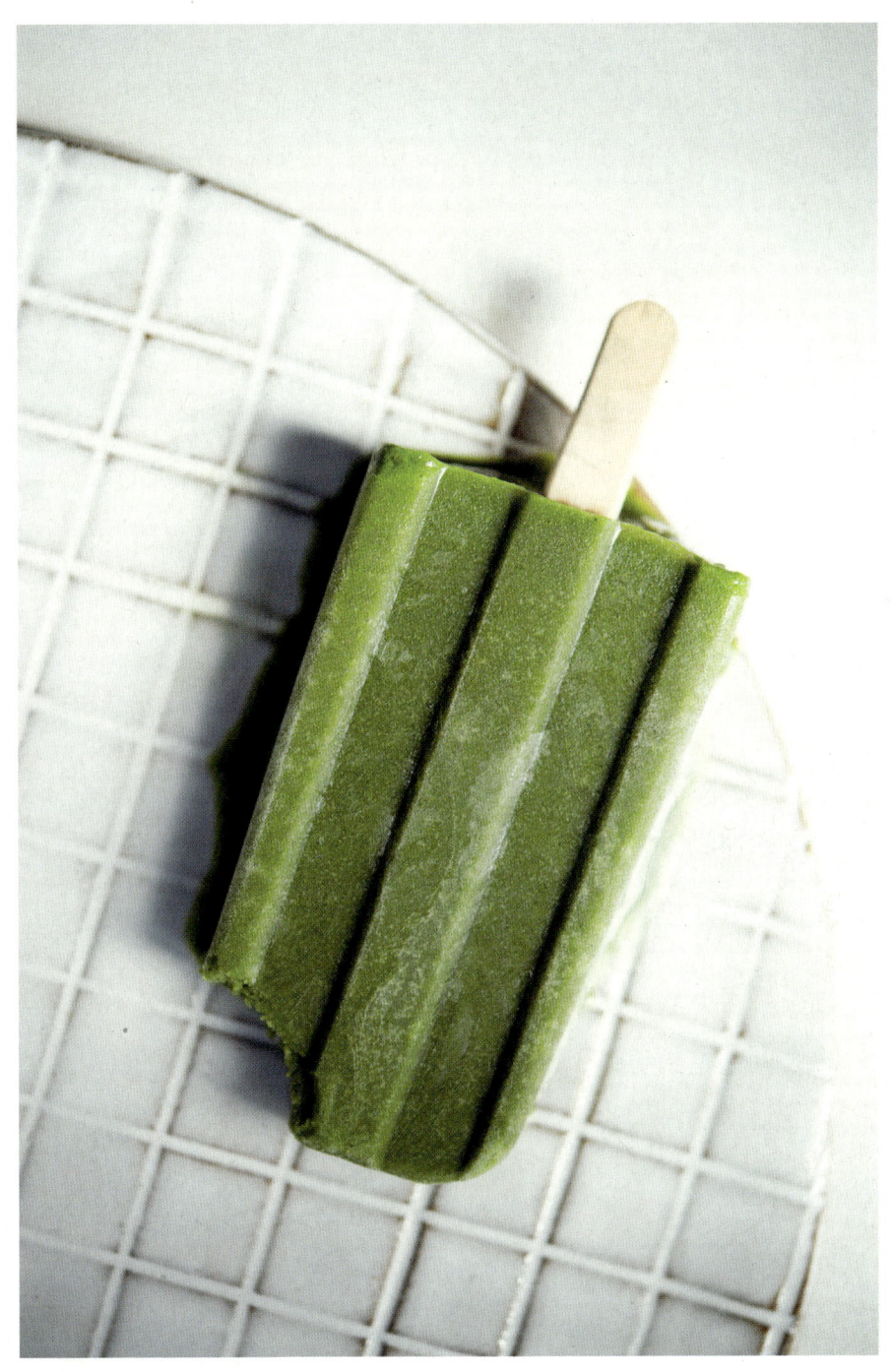

Cookie Dough

Meine Mutter hat früher wunderbare Kuchen gebacken – und das tut sie auch heute noch. Fast mühelos kreierte sie zauberhaftes Gebäck, Kuchen und Torten. Ich stand als Kind immer wachsam neben ihr, um ja den Topf mit dem restlichen Kuchenteig zum Auslöffeln zu ergattern. Eine gesündere Alternative ist das Cookie Dough-Dessert, das in New York gerade der letzte Schrei ist. Diese Süßigkeit kann man ohne Reue naschen. Sie ist gesund, enthält keinen raffinierten Zucker und schmeckt einfach bombastisch. Letzen Sonntag saß ich schon morgens mit einer Portion Cookie Dough im Bett und schwebte auf Wolke sieben.

Zutaten

Zwei Tassen gekochte Kichererbsen (wer keine Zeit hat, welche zu kochen, kann auch die im Glas aus dem Bioladen nehmen)
⅓ Tasse Kokosnussöl
½ Tasse Reissirup
½ Teelöffel Vanillepulver (ohne Zucker)
½ Teelöffel Salz
4 Teelöffel Kokosmehl (gibt es im Bioladen)
½ Tasse vegane Schokolade

Zubereitung

Das Kokosöl erwärmen, bis es flüssig ist. Kichererbsen, Reissirup, Vanillepulver, Salz, Kokosnussöl und Kokosmehl mit einer Küchenmaschine cremig mixen. Wenn alle Zutaten gut vermengt sind und die Masse einem Teig gleicht, die Schokolade mit einem Messer in kleine Stücke raspeln und sachte in den Teig unterrühren. Mit Apfel, Birne, Cracker – oder einfach mit dem Löffel löffeln.

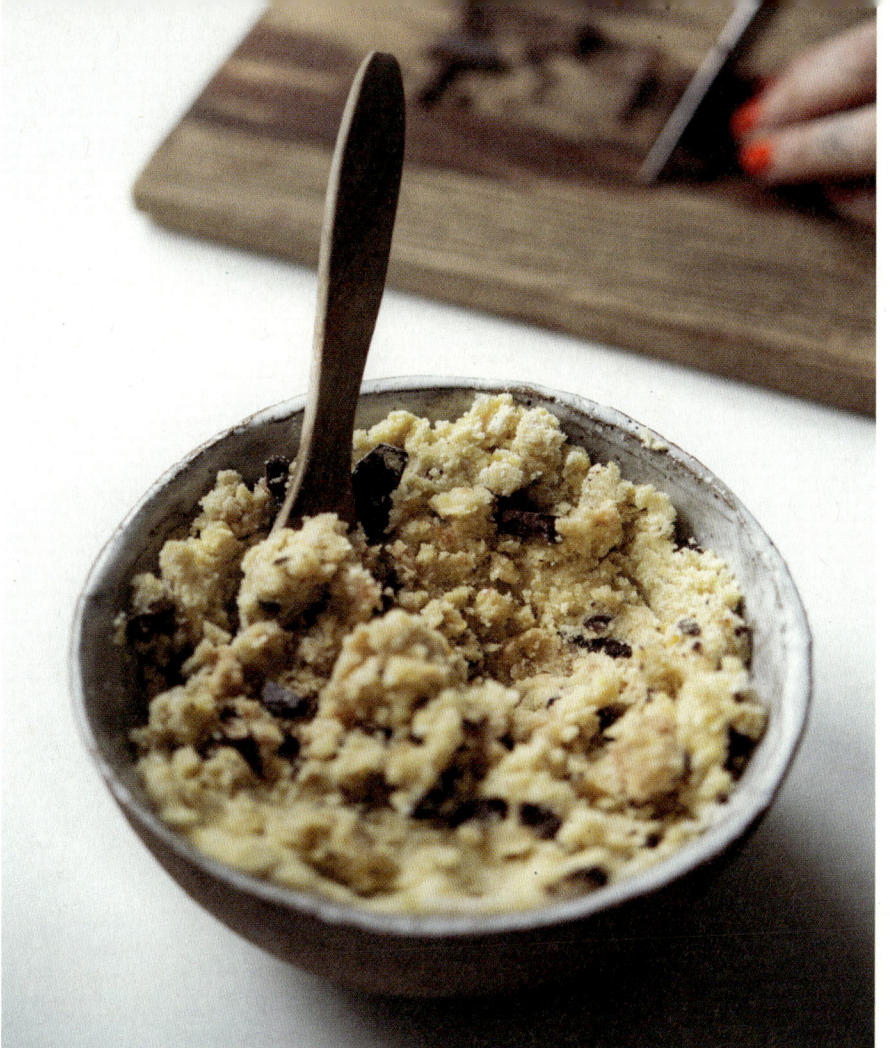

Saftiger Apfel-Mandel-Kuchen

Ein herrlich saftiger Kuchen. Probiere auch andere Trockenfrüchte aus, das gibt dem Kuchen eine schöne Abwechslung. Die Trockenfrüchte immer über Nacht oder ein paar Stunden vorher einweichen.

Zutaten

½ Tasse Maiskeimöl

½ Tasse Apfelsaft

½ Tasse Reissirup

2 Esslöffel Apfelmus

1 Prise Vanillepulver

1 Prise Meersalz

1 Teelöffel Zimt

2 mittelgroße Äpfel

½ Tasse getrocknete Apfelringe

2 Tassen Buchweizenmehl

½ Tasse feine Haferflocken

1 Tasse Mandelstifte

3 Teelöffel Weinsteinbackpulver

Mandelblätter zum Garnieren (optional)

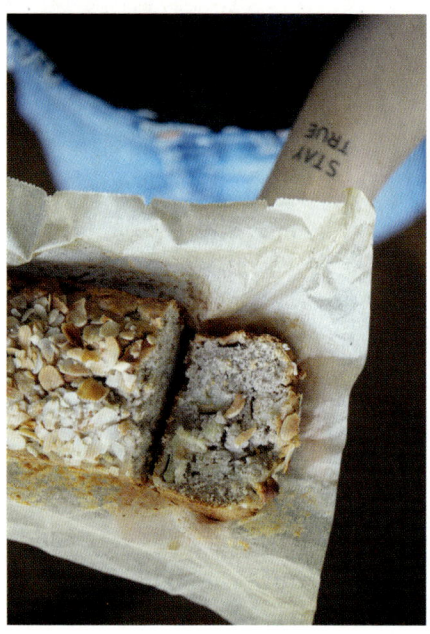

Zubereitung

Den Backofen auf 180 °C vorheizen. Die Äpfel schälen, zusammen mit den Apfelringen in kleine Stücke schneiden und beiseitestellen. Alle anderen Zutaten zu einem Teig verarbeiten und die Früchte sachte unterheben. Ist der Teig zu trocken, gib noch ein wenig Apfelsaft hinzu. Die Mandelblätter auf den Teig legen und den Kuchen für etwa 45 Minuten bei 180 °C in einer eingefetteten Kastenform backen. Nach dem Backen 15–20 Minuten auskühlen lassen, bevor du den Kuchen aus der Form holst. Sonst stürzt er ein.

Was kannst du deinem inneren Kind Gutes tun?

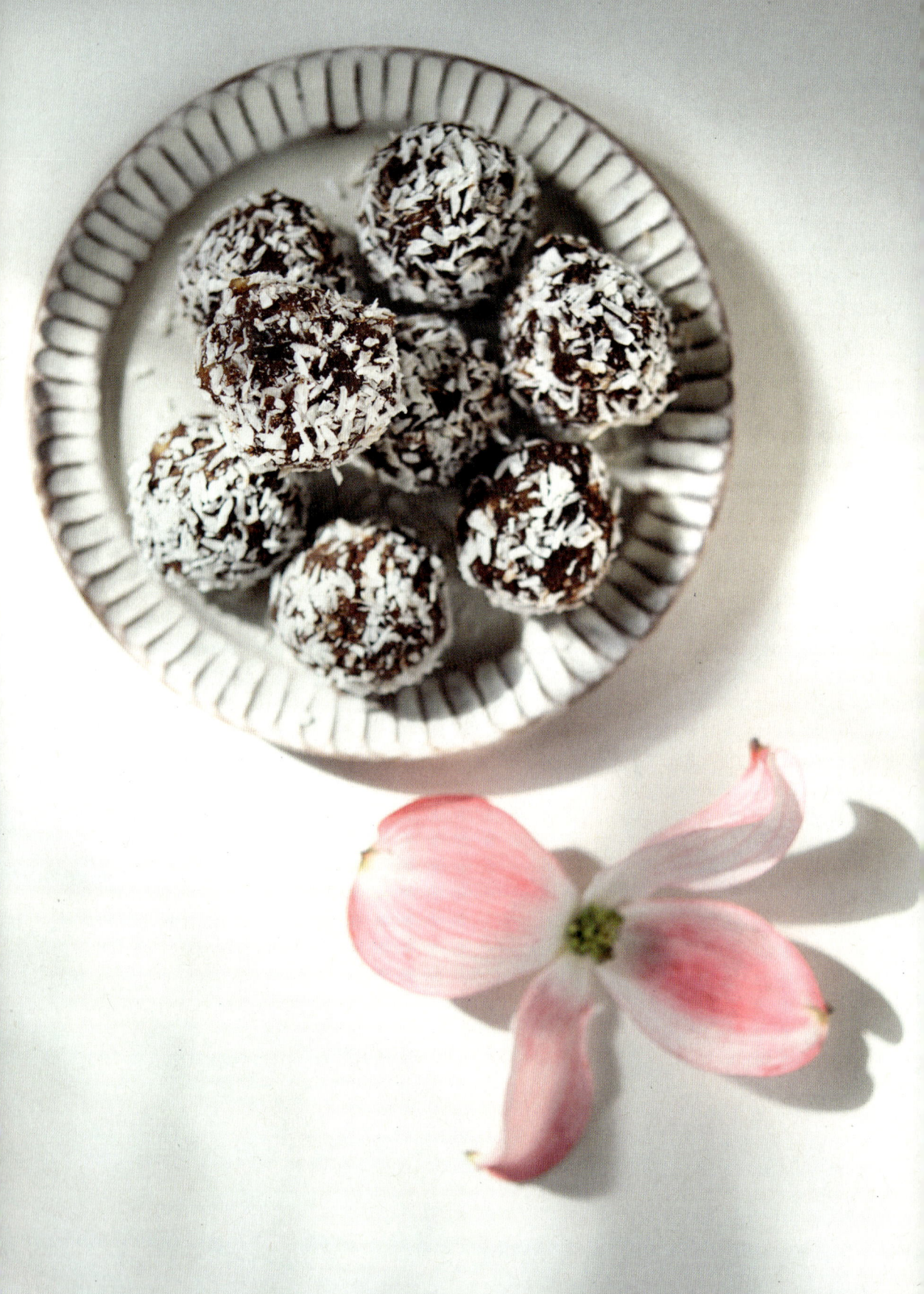

Vegane Schokoladen-Pralinen (10 große oder 20 kleine Pralinen)

Wenn du Schokolade auch so gern hast wie ich, dann wirst du diese veganen Schokoladen-Pralinen anbeten! Sie eignen sich wunderbar als Mitbringsel oder als Snack nach einer Yogaklasse!

Zutaten

8 frische Medjool Datteln (über Nacht eingeweicht)
200 g Cashewkerne (über Nacht eingeweicht)
50 g Kokosraspel
1 Messerspitze Vanille aus der Schote
1 Prise Salz
3–5 Teelöffel Wasser
50 g Cacao Nibs (oder hochwertiges, ungezuckertes Kakaopulver)

Zubereitung

Entkerne die Datteln, lege sie in einen Topf mit ganz wenig Wasser und lasse sie für 2–3 Minuten auf mittlerer Stufe köcheln. Röste 30 g der Kokosraspel in einer Pfanne an und lege den Rest der Kokosraspel zur Seite. Gib dann die Datteln zusammen mit dem Wasser, den Kokosraspeln, Cashews, Salz und Vanille in einen Hochleistungsmixer. Mixe auf höchster Stufe, bis alles zu einer klebrigen Masse geworden ist. Gegebenenfalls noch ein paar Esslöffel Wasser hinzufügen. Aber Obacht, die Masse sollte nicht flüssig werden. Zum Schluss die Cacao Nibs unterrühren und alles in eine Schüssel geben. Die restlichen Kokosraspel auf einen flachen Teller geben und mit den Händen Bällchen formen. Die Hände anfeuchten, dann bleibt die Masse nicht an ihnen kleben. Nun jede einzelne Praline in Kokos wälzen. Am Ende alle Pralinen für 30 Minuten in ein Gefrierfach geben, oder 2–3 Stunden in den Kühlschrank legen.

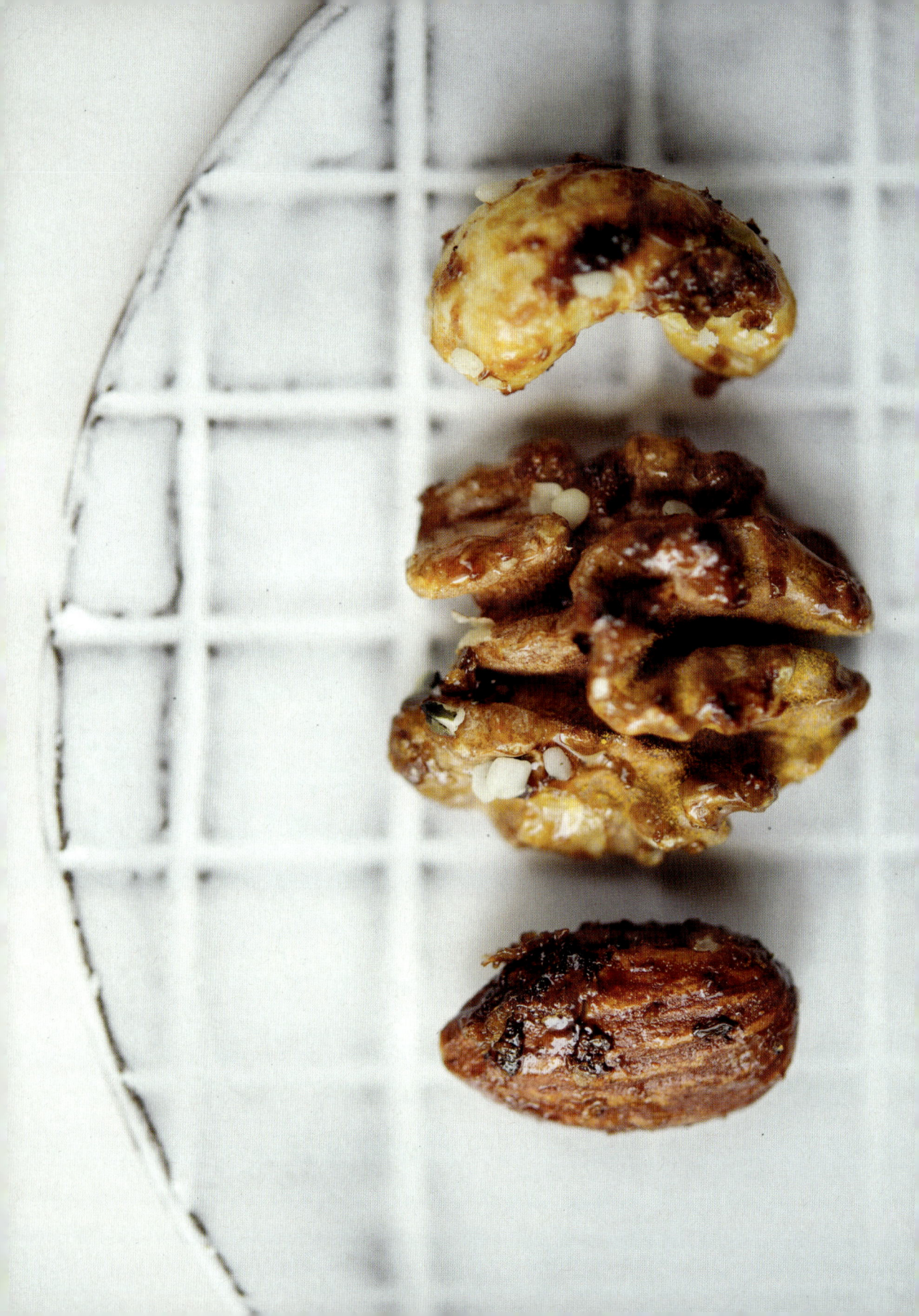

S N A C K S

Früher, als meine Kinder noch ganz klein waren, habe ich sie immer mit einem Nori-Reisball vom Kindergarten abgeholt und sie haben es geliebt. Sushirollen eignen sich hervorragend bei längeren Autofahrten, denn sie ersparen dir das lästige Suchen nach etwas Vernünftigem auf der Autobahn. Außerdem sind sie flink hergestellt. Auch die anderen Snacks sind großartig. Probiere sie aus!

Tempeh Chips

Tempeh ist ein besonders eiweißreiches Sojaprodukt, das seinen Ursprung in Indonesien hat. Durch seine Fermentation ist Tempeh sehr gut verträglich, weitaus besser als Tofu, und mir gefällt der leicht nussige Geschmack. Nur roh sollte es nicht gegessen werden.

Zutaten

200 g Tempeh (eine Packung)
4 Teelöffel Tamari
1 Teelöffel Saft einer Zitrone
1 Prise Pfeffer
1 Teelöffel frischer Koriander fein gehackt
¼ Teelöffel Kurkumapulver
¼ Tasse Wasser
¼ Tasse geröstetes Sesamöl

Zubereitung

Tamari, Zitronensaft, Pfeffer, frischen Koriander und das Kurkumapulver in einer Schüssel zu einer Marinade anrühren. Den Tempeh in hauchdünne Scheiben schneiden und in die Marinade legen. Dort für 4–6 Stunden ruhen lassen. Danach eine Pfanne erhitzen und das Sesamöl hineingeben und den Tempeh darin ausbraten, bis die Scheiben goldbraun sind. Wenn du noch einen Topf mit Öl von Tempura hast, kannst du natürlich auch die Tempeh Chips darin frittieren. Am Schluss legst du die Chips auf eine Unterlage ausgelegt mit Küchenpapier, damit das restliche Fett aufgesogen werden kann. Ich esse Tempeh Chips immer pur, aber du kannst dir auch eine Sauce aus Tamari und Ingwer machen, das Rezept findest du beim Tempura.

Gurke mit Shiro Miso

Gut im Sommer bei elendiger Hitze.
Dieser Snack ist so einfach und so
lecker und kommt immer gut an.

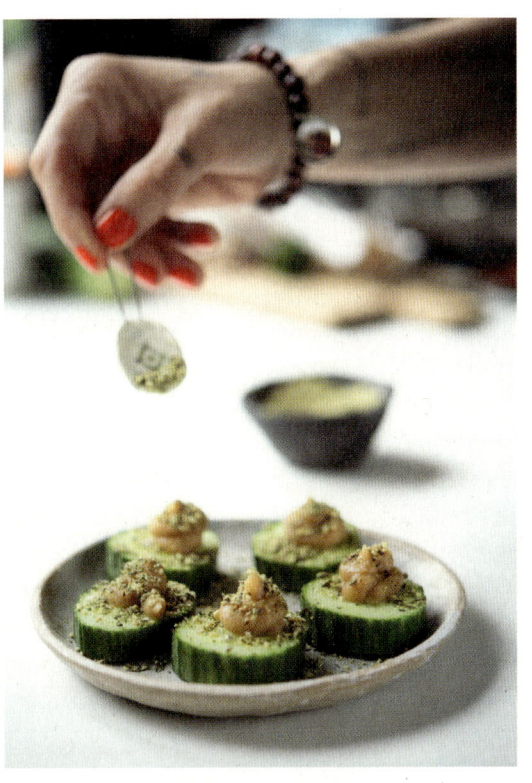

Zutaten
Eine Gurke
Shiro Miso

Zubereitung

Schneide die Gurke in dicke Scheiben und schmiere mit einem Messer einen Hauch Shiro Miso drauf.
Mit ein wenig Kresse oder Nori-
Flocken garnieren.

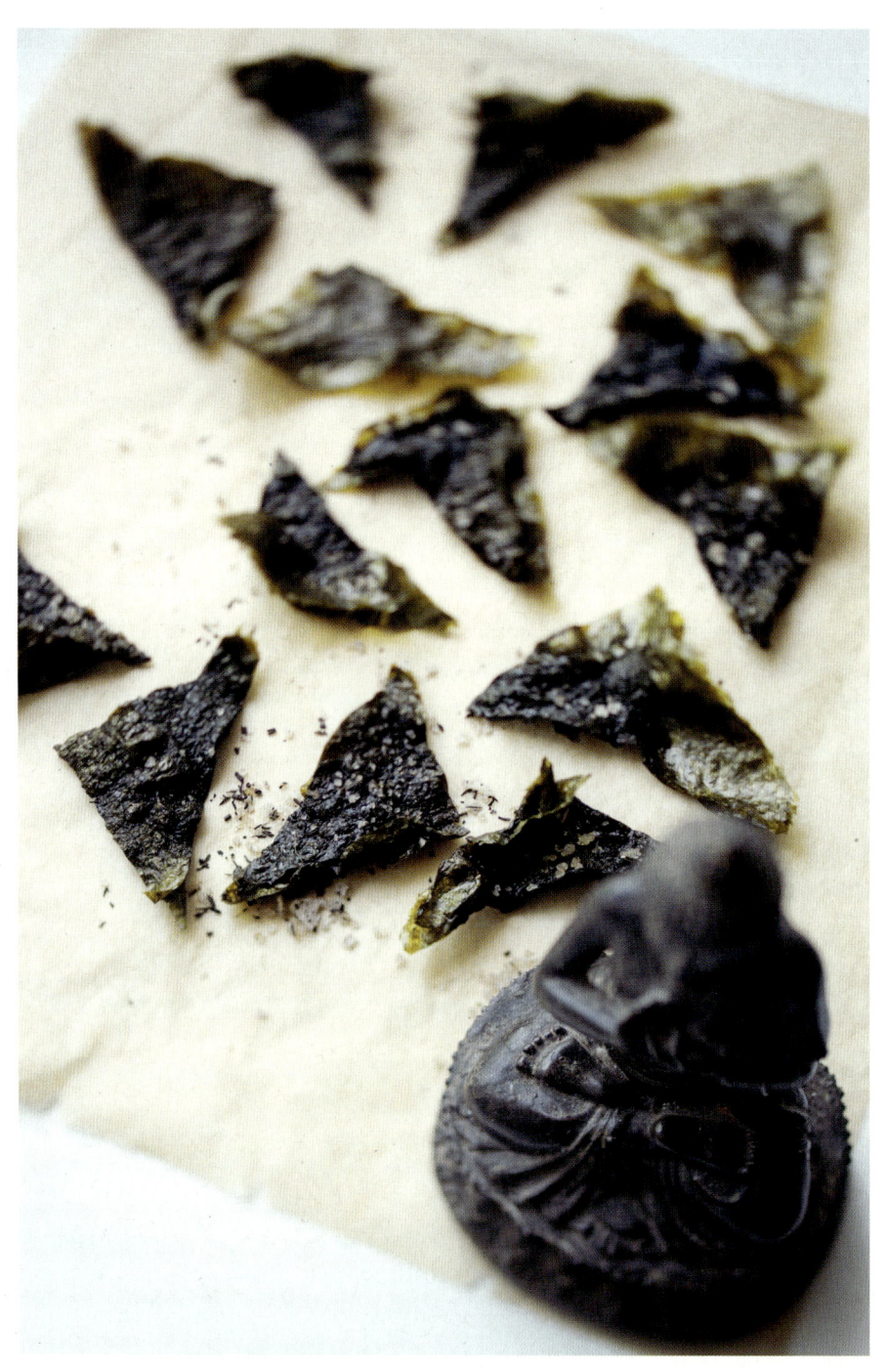

Nori-Chips

Die Nori ist mit Sicherheit die bekannteste Algenart. Sie lässt sich flink zubereiten und ist wegen ihres milden Aromas heiß begehrt. Nori ist eine fantastische Eiweißquelle, enthält viel Vitamin C, B1 und besonders viel Vitamin A. Wer zu einem hohen Cholesterinspiegel neigt, der ist mit der Nori Alge gut bedient, denn diese Alge hilft bei der Auflösung und Ausscheidung von Fettablagerungen. Diese Alge wird vorwiegend in Blattform verkauft (oder als Gewürz in Flockenform). Gönn dir, wenn möglich, die Bio-Qualität. Ich setze Nori Algen fast täglich ein, etwa, wenn ich Nori-Reisbälle als Snack für unterwegs mache, mein Gericht würze oder wenn ich Nori-Chips herstelle. Nori weist keinen extremen Jodgehalt wie andere Algen auf. Nori-Chips sind gesund, schnell hergestellt und man braucht gar nicht viele, um den „Heißhunger" auf Chips zu stillen.

Zutaten

9 Blätter Nori Algen
1 Tasse Wasser
3–5 Esslöffel Olivenöl
1 Teelöffel Meersalz
1 Lebensmittelpinsel
1 trockene Unterlage

Zubereitung

Heize deinen Ofen bei 180 °C vor. Lege ein Nori-Blatt mit der matten Seite nach unten auf deine Unterlage. Streiche mit dem Pinsel ein wenig Wasser auf die glänzende Seite und lege ein weiteres Blatt – wieder mit der matten Seite nach unten – drauf. Drücke es sachte fest. Dieses Blatt auch mit dem Wasser befeuchten und ein drittes Blatt mit der glänzenden Seite nach oben darauflegen. Nun hast du drei Blätter, die aneinanderkleben. Den Pinsel kurz abtrocknen und ins Olivenöl tauchen. Das oberste Blatt damit bestreichen und anschließend ein wenig Salz darüber streuen. Dasselbe machst du mit den anderen sechs Nori-Blättern. Immer drei Blätter miteinander verkleben, mit Öl bestreichen und Salz darüber streuen. Jetzt schneide das 3er-Paket in vier Teile. Dann nimmst du dir eins dieser Quadrate und schneidest es schräg durch. Am Ende hast du 27 Stück. Lege alle Nori-Chips auf ein Backblech und backe sie bei 180 °C für 12–15 Minuten. Lasse sie abkühlen, dann werden sie richtig schön crunchy. Meine Kinder lieben sie. Sie eignen sich auch super zum Aufpeppen einer makrobiotischen Bowl. Die Chips halten 2–3 Tage.

Nori Cracker

Diese Cracker sind bei uns, kaum aus dem Ofen, immer ratzfatz aufgegessen.

Zutaten

3 Tassen Vollkornreismehl
¼ Tasse Nori-Flocken
3 Teelöffel Backpulver
1 Prise Salz
3 Teelöffel Olivenöl
1½ Tassen Wasser

Zubereitung

Gib alle Zutaten in eine Schüssel und mische sie mit den Händen zu einem geschmeidigen Teig. Den Ofen auf 200 °C vorheizen. Den Teig ganz dünn ausrollen und auf ein mit Backpapier ausgelegtes Backblech legen. Mit einem Pizzaschneider längs und in der Breite zu kleinen Rechtecken schneiden. 15–20 Minuten backen. Schmeckt super gut mit dem Kichererbsen-Aufstrich.

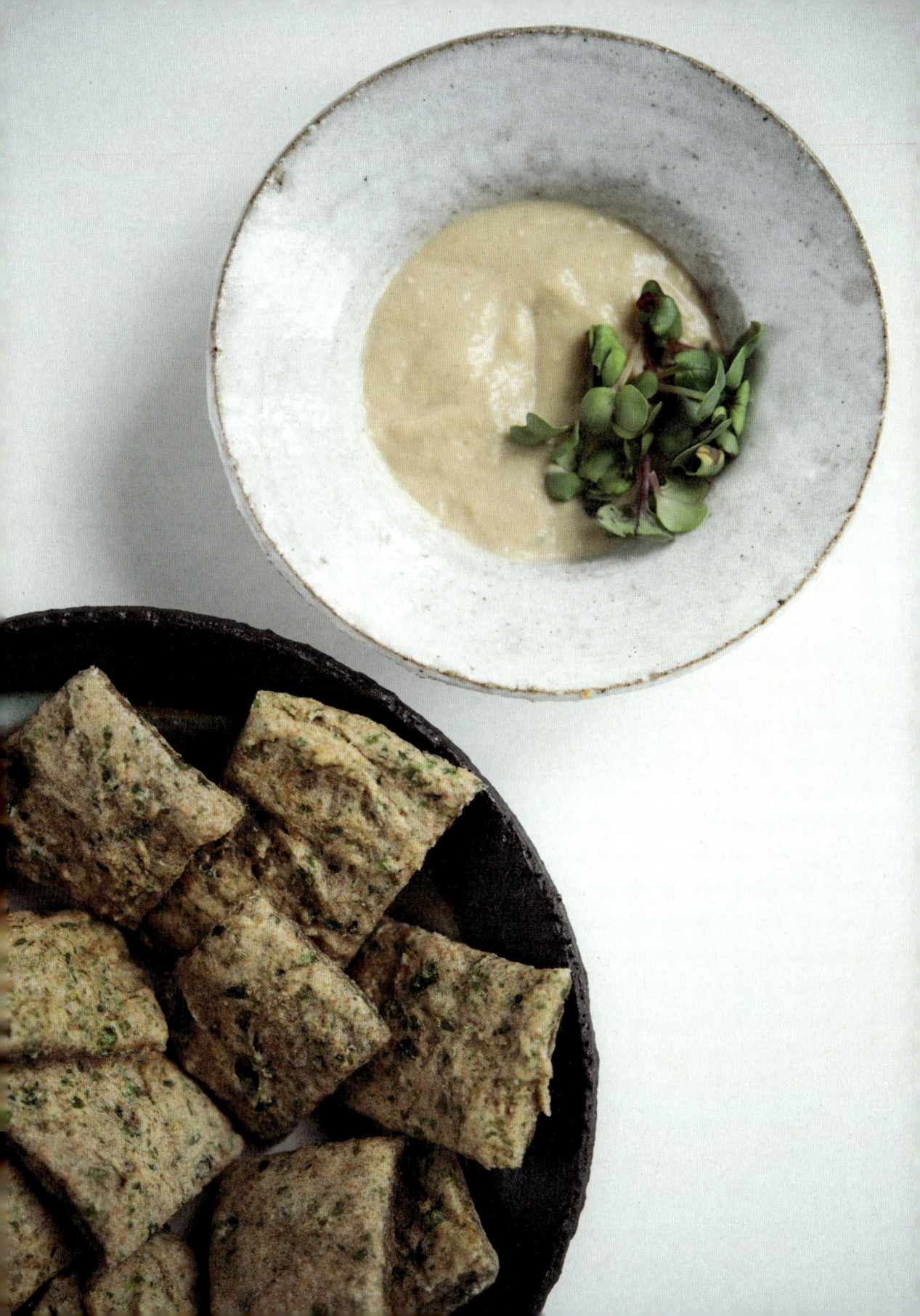

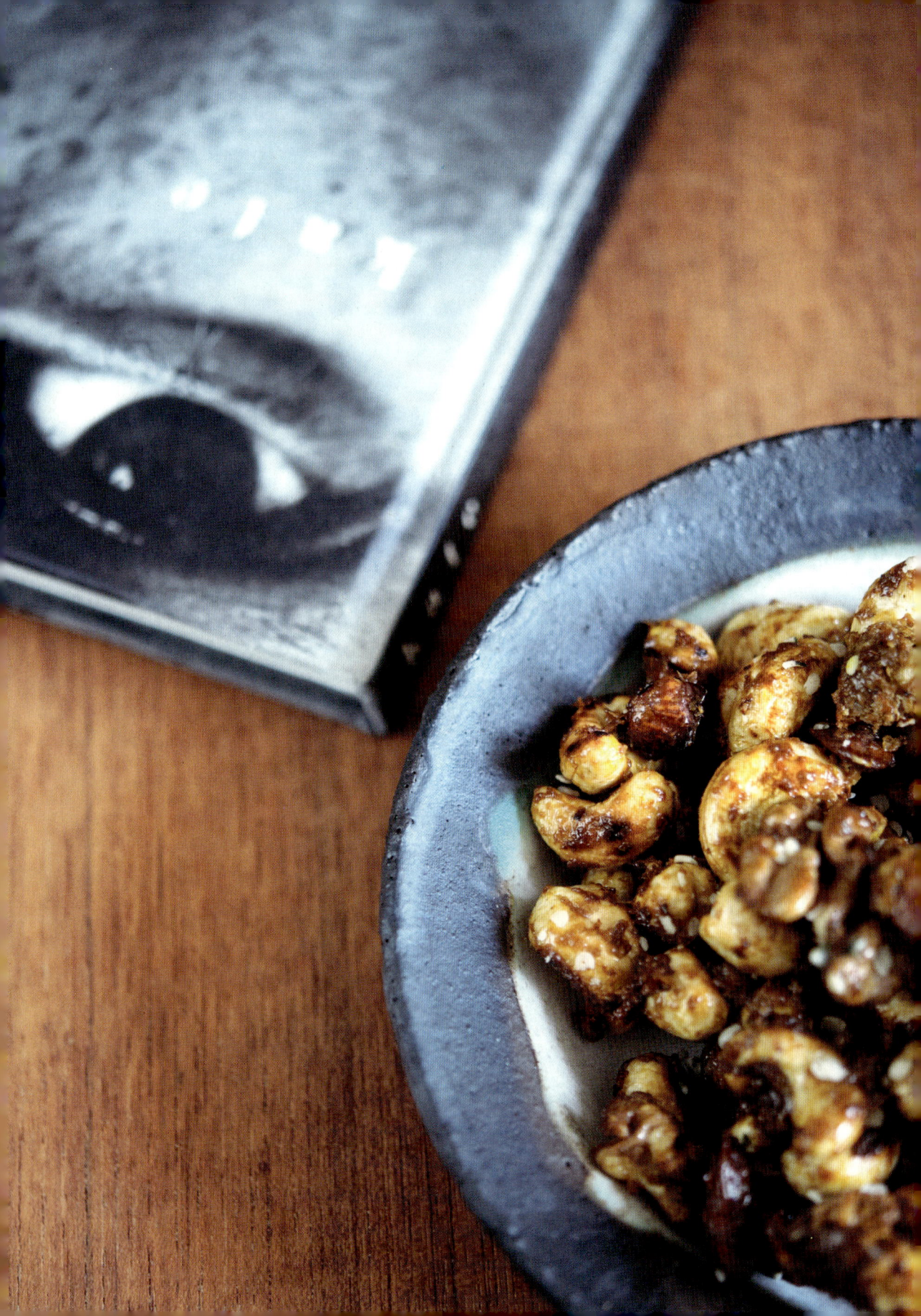

Spicy Nuts

Obacht! Die Spicy Nuts machen süchtig! Aber keine Sorge, es ist ja ein gesunder Snack, da darfst du gern zugreifen! Die Spicy Nuts sind ruckzuck zubereitet und viel leckerer und gesünder als eine gekaufte Tüte gesalzene Nüsse oder herkömmliche Chips.

Zutaten

150 g Nüsse deiner Wahl
4 Esslöffel Tamari
1 Teelöffel Reissirup
¼ Teelöffel Cayennepfeffer
2 Esslöffel Sesamsamen
1 Esslöffel Hefeflocken (kann auch weggelassen werden … ich finde es aber köstlich)

Zubereitung

Eine Pfanne erhitzen und die Nüsse kurz darin rösten. Sobald die Nüsse leicht gebräunt sind, die Flamme ausstellen. Sofort das Tamari über die Nüsse schütten und gut umrühren, bis alle Nüsse davon etwas abbekommen haben. Nun den Reissirup über die Zutaten geben und tüchtig weiterrühren. Am Ende die Sesamsamen, Pfeffer und die Hefeflocken über die Mischung schütten, alles noch mal gut umrühren und dann zum Abkühlen in eine Schüssel geben. Am Anfang sind die Nüsse noch ein wenig klebrig, sobald sie aber abgekühlt sind, sind sie leicht kandiert und unfassbar lecker. Ich gebe die Spicy Nuts auch gern auf meinen Reis, in den Salat oder nehme sie mit – als Snack für unterwegs. Am besten lagert man diese Nüsse in einem verschlossenen Glas. Aber ehrlich gesagt komme ich nie dazu, weil sie vorher alle verputzt wurden.

Nori-Reisbälle

Meine Kinder sind verrückt nach diesen gesunden, köstlichen Bällchen. Als sie noch Kleinkinder waren, waren sie Ersatz für das Brötchen zwischendurch. Auch heute nehmen sie sie gern mit, wenn sie unterwegs sind. Und ich auch. Nori-Reisbälle sind fix zubereitet und halten 2–3 Tage. Ein Nori-Blatt ergibt zwei Reisbälle.

Zutaten

1 Blatt geröstete Nori Alge
1 Tasse gekochter Vollkornreis
1 Umeboshi Pflaume
1 kleine Schüssel mit Wasser für die Hände

Zubereitung

Das Nori-Blatt in vier gleiche Quadrate schneiden. Der Reis sollte noch lauwarm sein. Falls du keinen frisch gekochten hast, nimmst du einfach den Reis, der vom Vortag übrig geblieben ist und dämpfst ihn kurz, damit er ein wenig feucht wird. Befeuchte deine Hände leicht mit Wasser, so bleibt der Reis nicht an deinen Händen kleben. Nimm eine Hälfte vom Reis und forme mit beiden Händen eine feste Kugel. Nun mit einem Finger ein Loch in diese Reiskugel bohren und die eine Hälfte der Umeboshi-Pflaume in die Mitte hineingeben. Wenn du keine Umeboshi-Pflaume zur Hand hast, kannst du auch einen halben Teelöffel Umeboshi-Paste nehmen. Das Loch wieder verschließen. Lege ein Quadrat Nori-Blatt mit der glänzenden Seite nach oben auf den Reis. Lege nun auf der gegenüberliegenden Seite ein weiteres Blatt mit einer Vierteldrehung. Die Hände wieder leicht anfeuchten und beide Blätter mit den Händen um die Kugel legen, bis kein Stück Reis mehr zu sehen ist. Den Ball weiterhin fest zusammenpressen und auf einen Teller legen. Fertig ist dein erster Reisball.

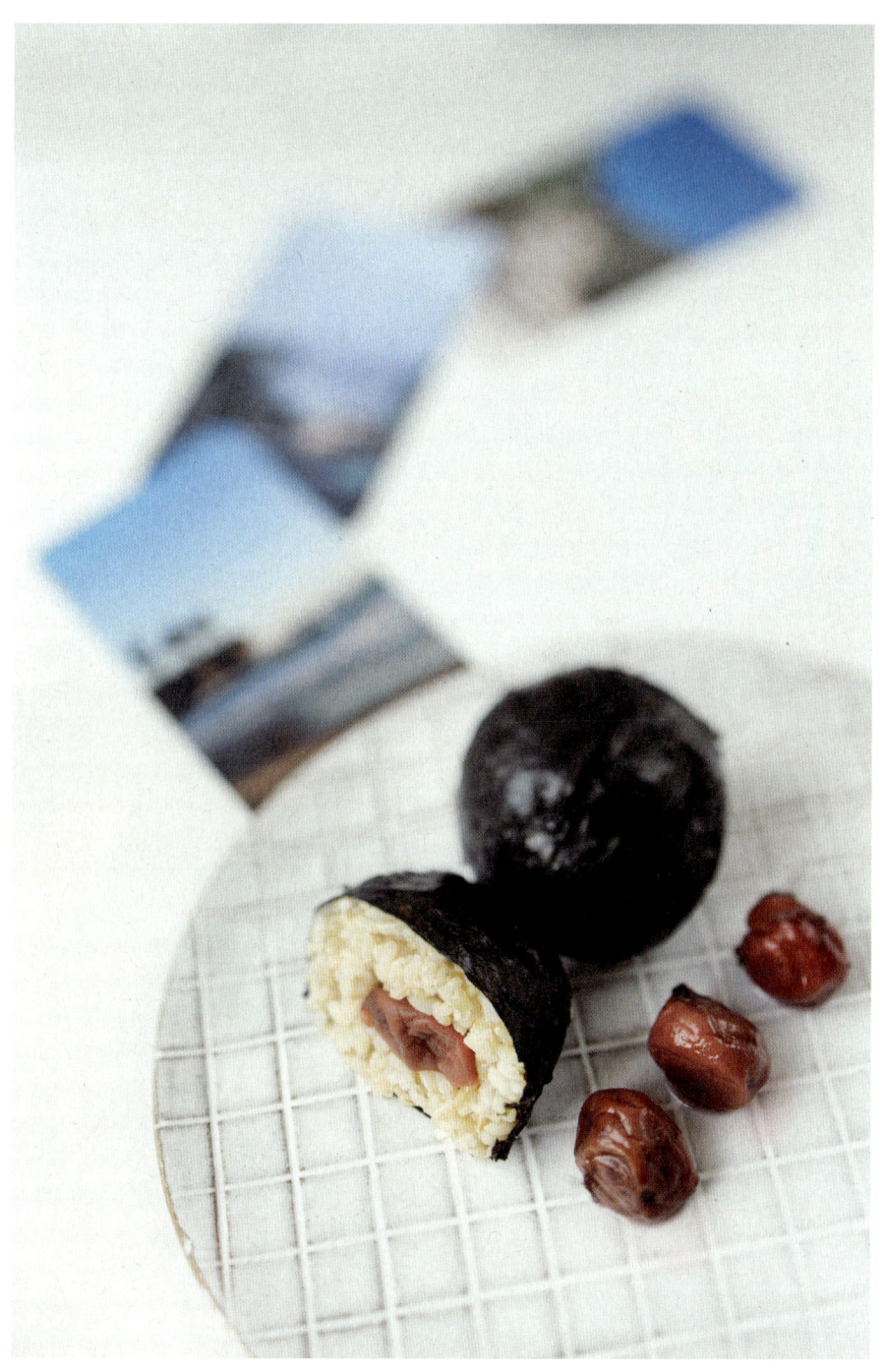

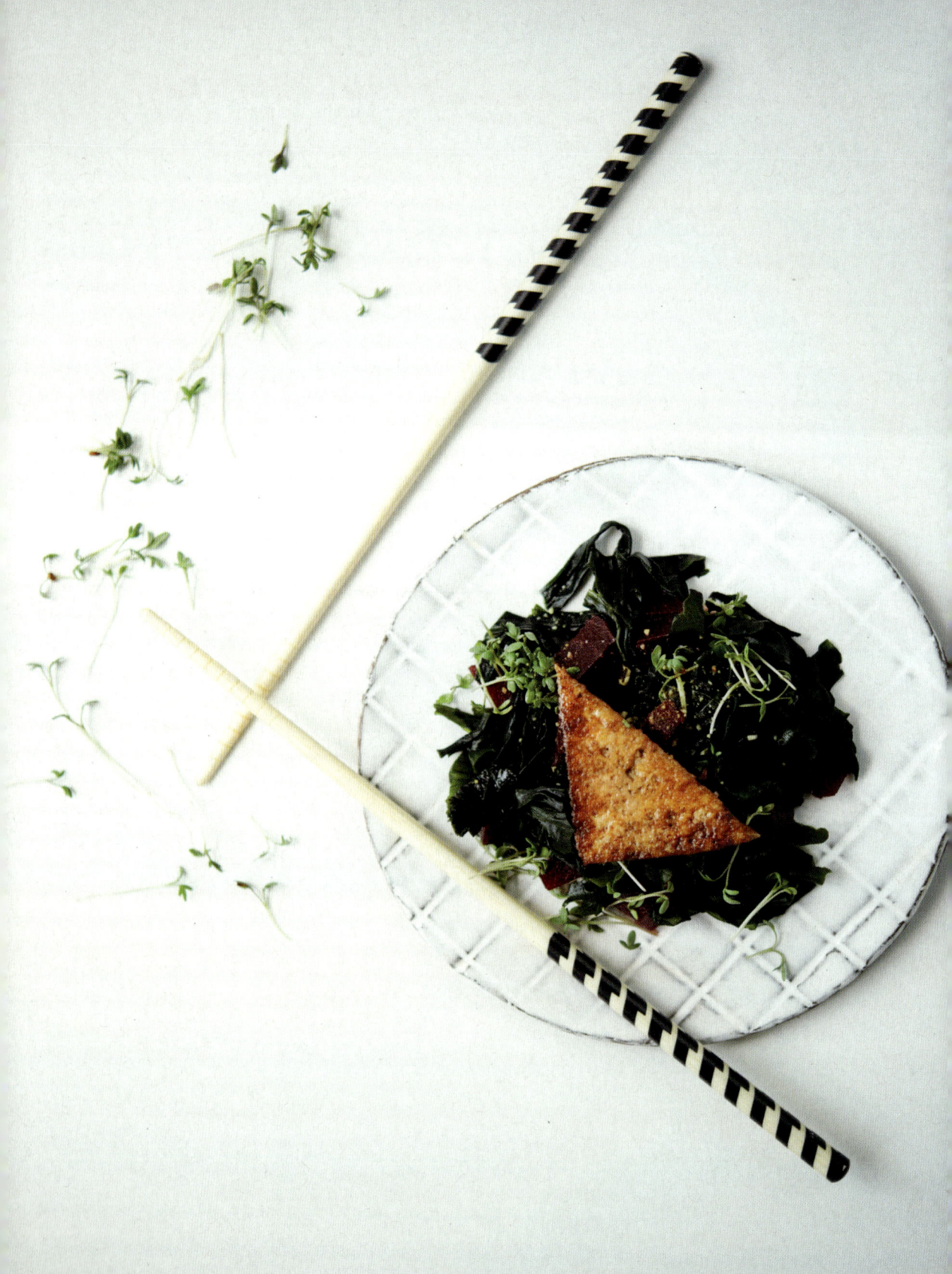

Wakame-Salat

So ein Wakame-Salat ist eine herrliche Beilage zu einem Gericht. Aber auch allein genossen, macht er viel Freude. Eine Extraportion Mineralien sozusagen.

Zutaten

3 Esslöffel getrocknete Wakame Algen
2 Esslöffel Mirin
1–2 Scheiben Rote Bete
½ Teelöffel Kresse

Zubereitung

Wasche und weiche die Wakame Algen für 10–15 Minuten ein. Ich nehme gern Instant Wakame Algen für diesen Salat. Schütte das Wasser weg und gib die Algen in einen tiefen Teller. Tröpfel das Mirin auf die Algen und verrühre es sanft. Nun die Rote Bete klein schneiden und unter den Salat heben. Auf einen hübschen Teller deiner Wahl geben und mit Kresse garnieren.

Sushirollen (bestes Fast Food)

Vergiss alle Sandwiches, die du im Laufe deines Lebens gefuttert hast. Auch jegliches Fast Food. Vegane Sushirollen sind der absolute Himmel, das beste Essen für unterwegs oder im Büro. Meine Sushirollen nehme ich immer in einer Sushimatte mit, verschlossen mit einem Gummiband. So praktisch. Du kannst sie so essen oder in Scheiben schneiden. Die Sushirollen halten sich für 2–3 Tage.

Zutaten

1 trockene Sushimatte

1 geröstetes Blatt Nori Alge

1 Prise Meersalz

1 Teelöffel Tamari oder Shoyu

1 Tasse gekochter Rundkornreis

4 lange Streifen Tofu

4 lange Streifen Möhre

2 Stiele Petersilie oder/und Koriander

1 Esslöffel Tahin

½ Esslöffel Umeboshi-Paste

1 kleine Schüssel Wasser

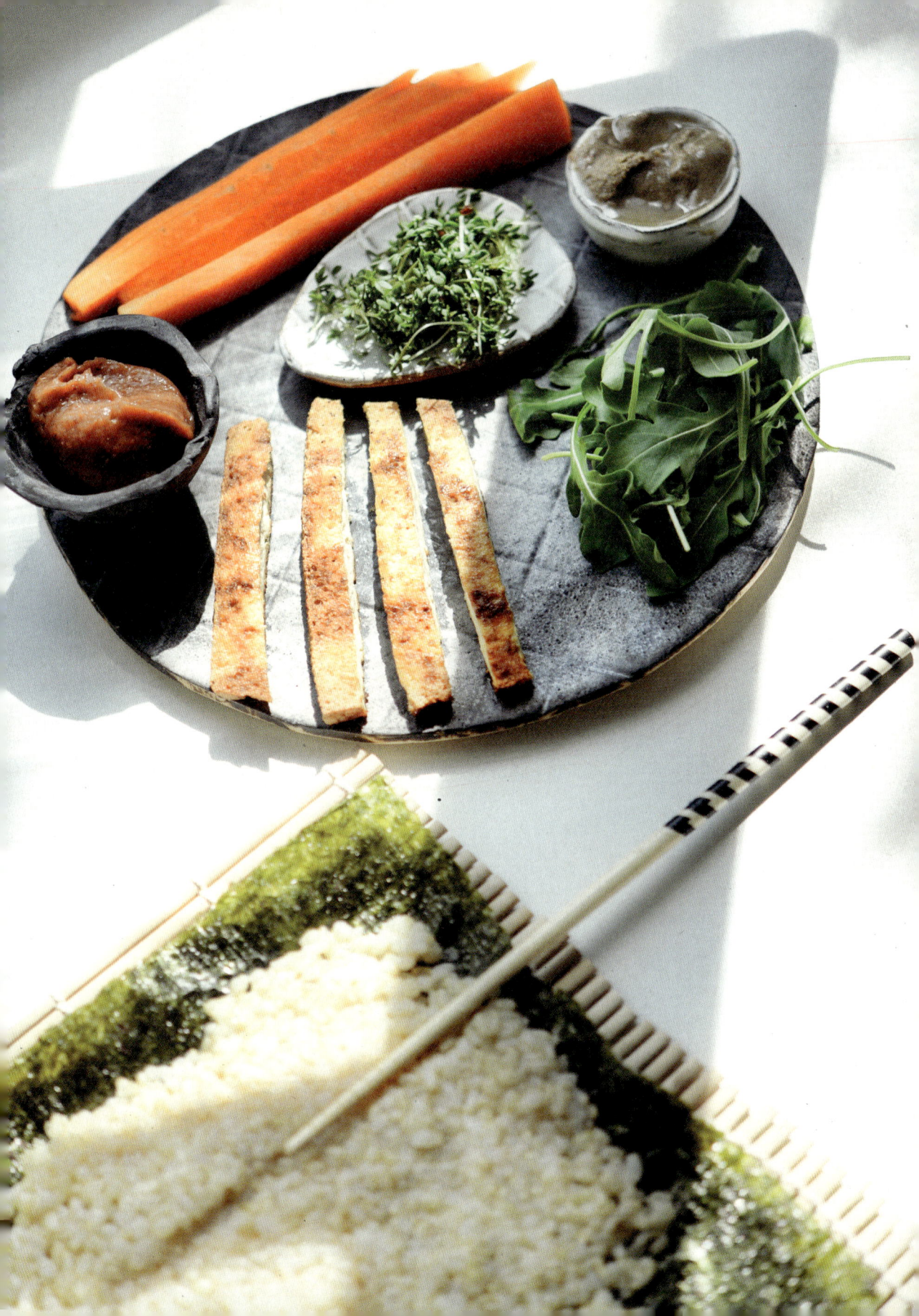

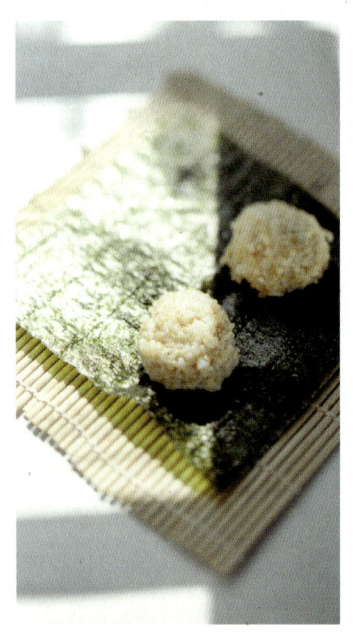 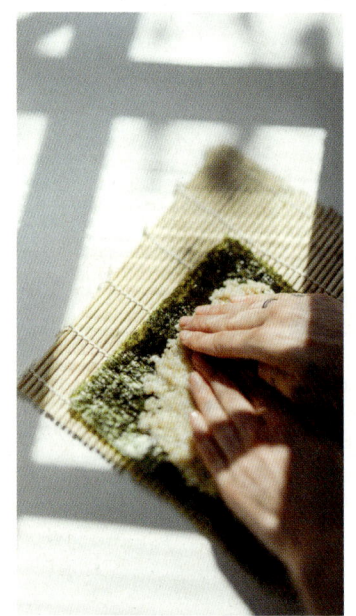 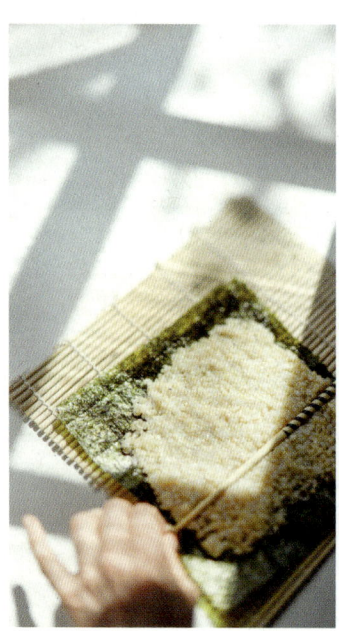

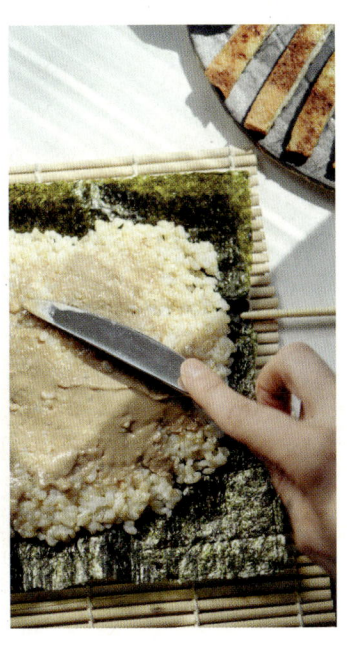
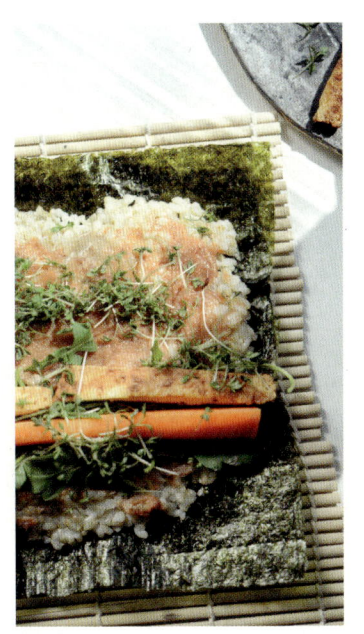
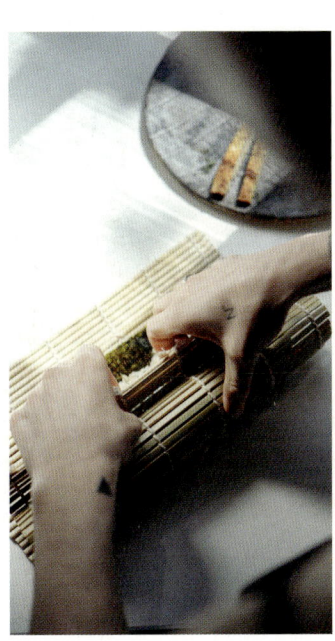

Dämpfe die Möhren für 2 Minuten mit ein wenig Salz. Brate den Tofu kurz mit dem Tamari oder Shoyu an und lege dann beides zur Seite. Rolle nun die Sushimatte auf einem Brett aus und lege das Nori-Blatt mit der glänzenden Seite nach unten darauf. Verteile den lauwarmen Reis so auf dem Nori-Blatt, dass oben und unten ungefähr ein Zentimeter Platz bleibt. Auch an den Seiten sollte noch 0,5 cm Luft sein. Bestreiche den Reis nun mit Tahin und der Umeboshi-Paste und lege die Möhrenstreifen in das erste Drittel des Reises. Die Sushimatte in beide Hände nehmen und mit Druck (aber nicht zu fest) langsam rollen. Wenn du an dem unbedeckten Stück Nori angekommen bist, feuchte das Blatt mit ein bisschen Wasser an und drehe die Rolle zu Ende. Das Wasser hilft dabei, das Blatt zusammenzukleben. Die Rolle in der Matte behalten und noch mal fest drücken. Zum Essen die Rolle einfach in der Mitte schräg anschneiden. So hast du eine wunderbare Mahlzeit to go. Du kannst die Rolle auch in Scheiben schneiden. Eine Rolle enthält je nach Dicke der Scheiben 6–8 Stück. Keine Sorge, wenn es am Anfang alles noch nicht so gut klappt. Ich bin teilweise verzweifelt, weil die Rollen einfach nicht so wurden wie ich es mir vorgestellt habe. Sushirollen brauchen ein wenig Geduld und Übung. Irgendwann geht es ganz von selbst. Lagere die Rollen immer in deiner Sushimatte, ich habe mehrere in meiner Küche. Damit schützt du sie vor dem Austrocknen.

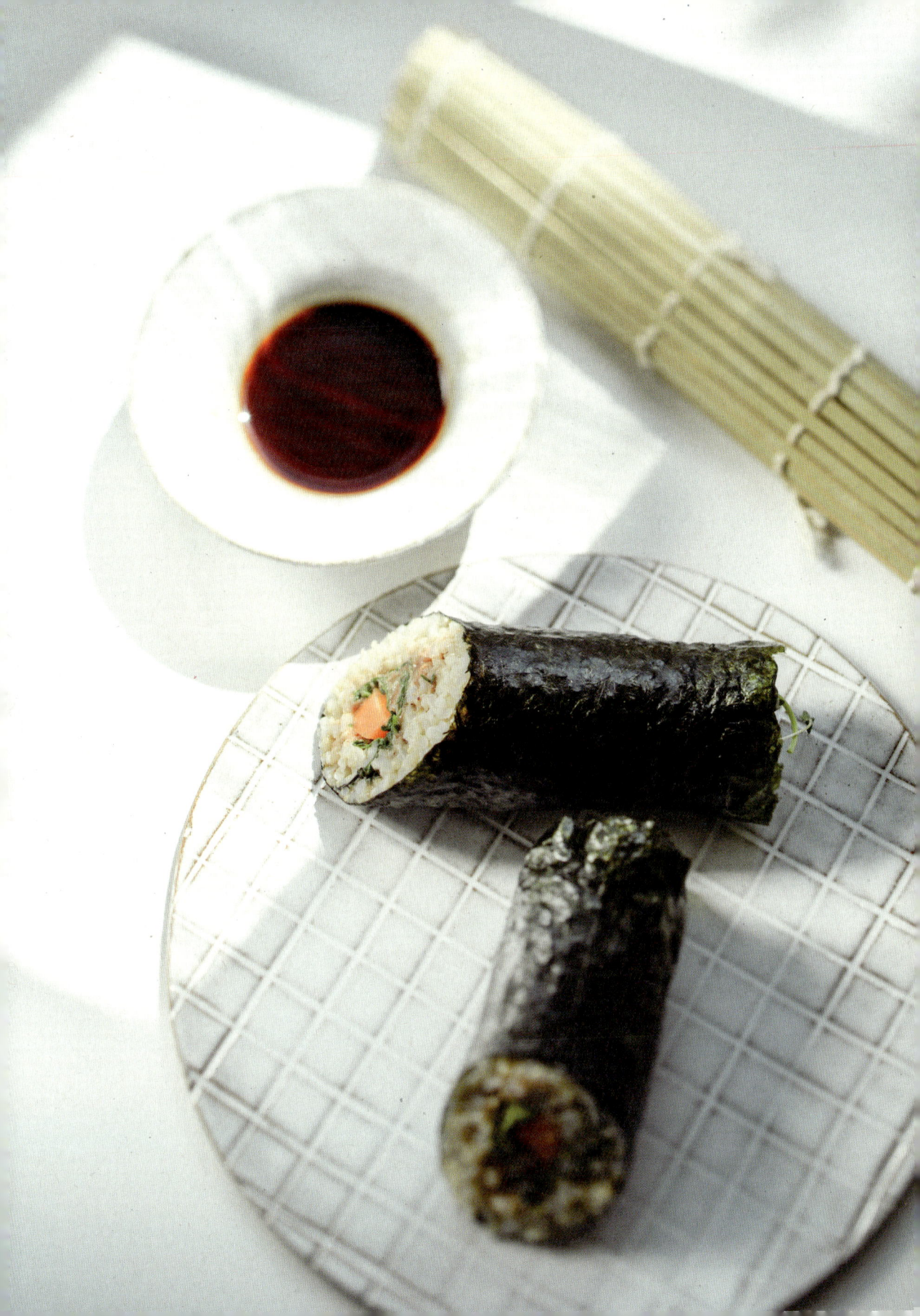

Ich esse sehr selten Brot. Aber wenn ich Appetit darauf habe, nehme ich stets ein wirklich hochwertiges Brot. Herkömmliches Brot verschleimt den Körper und sollte nicht die Hauptspeise am Tag sein. Diese Brote sind eine ausgezeichnete Alternative.

Zu einem köstlichen Ohsawa-Brot oder einem Reisbrötchen gehört natürlich auch ein feiner Aufstrich. Ich mache alle meine Aufstriche selbst, damit ich genau weiß, was drin ist. Die meisten Aufstriche sind rasch zubereitet und halten ein paar Tage im Kühlschrank. Meine Aufstriche nehme ich gern als Dip. Ich finde, so einen Aufstrich ein gutes Mitbringsel, wenn man zu einem Brunch oder Ähnlichem eingeladen wird. Kommt immer gut an!

BROT & AUFSTRICHE

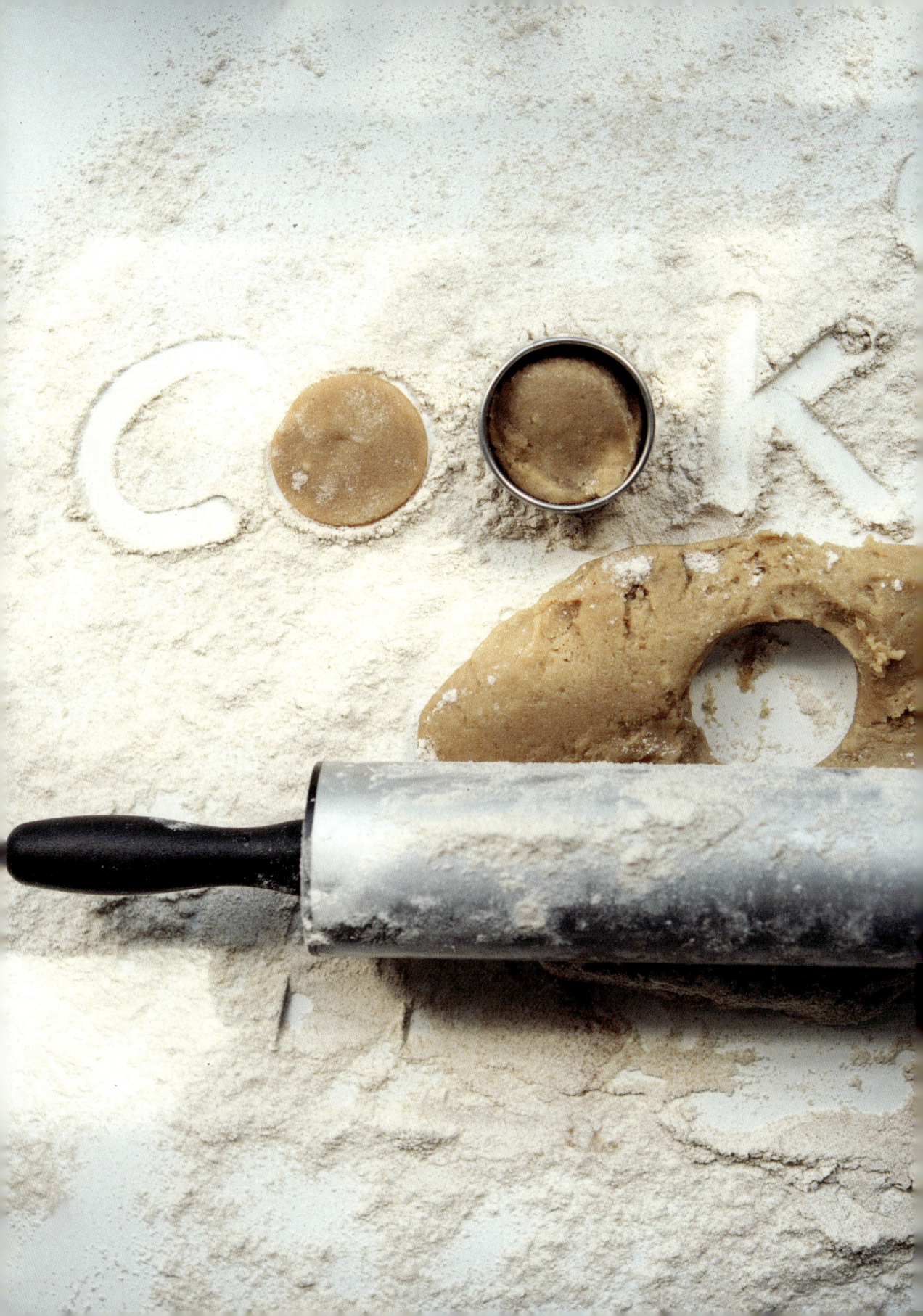

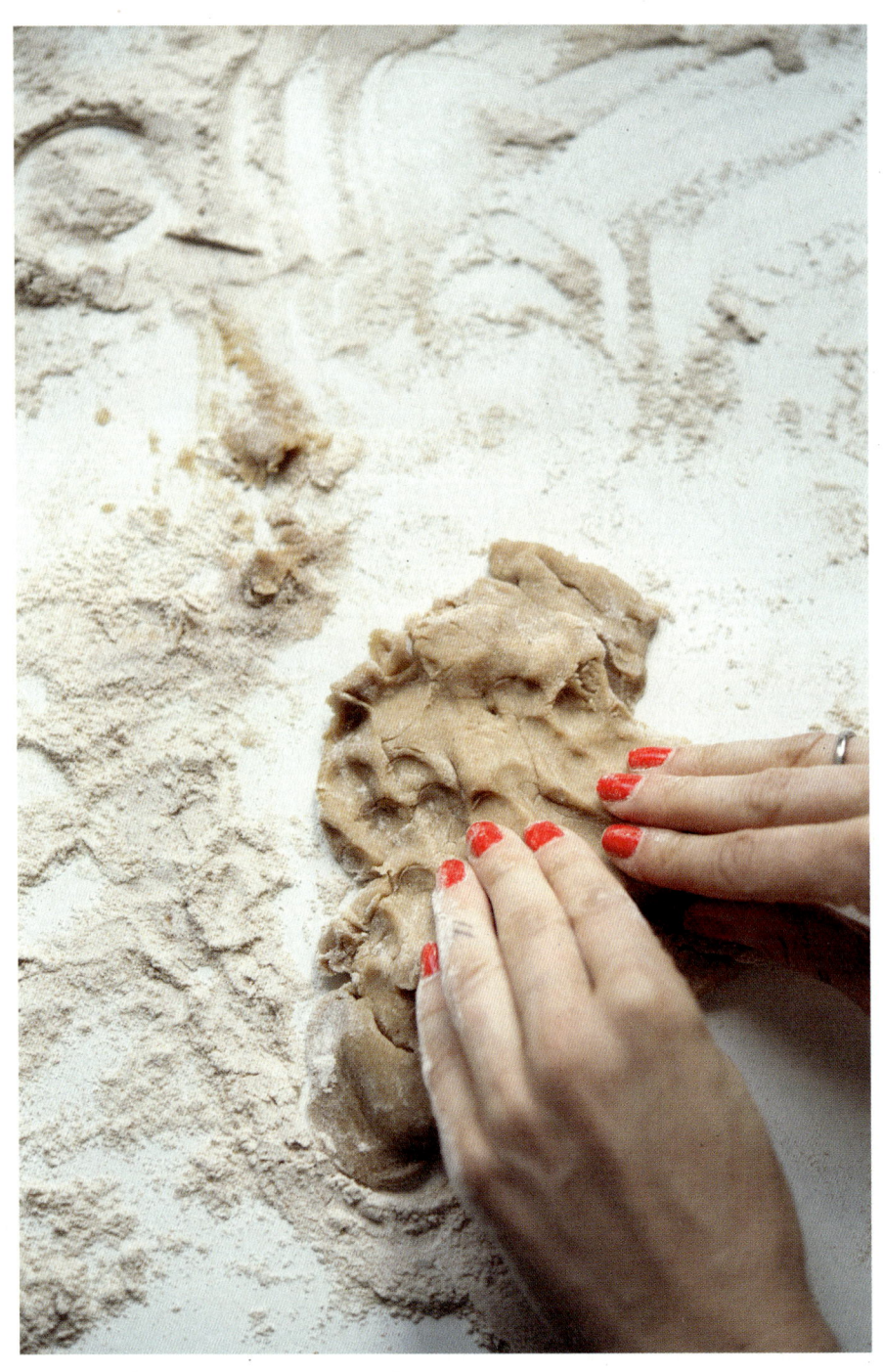

Hirse-Miso-Brot

Ein Hirse-Miso-Brot habe ich fast immer im Haus. Es eignet sich wunderbar für unterwegs. Das Miso macht das Brot ein wenig saftiger, du kannst es dann auch ohne Aufstrich unterwegs essen. Lecker ist es, wenn du das Brot anbrätst. Einfach köstlich! Wenn ich Hirse koche und etwas übrig habe, nehme ich mir eine Kastenform und fülle den Rest dort hinein. Manchmal pur, aber oft mische ich die Hirse auch mit Gemüse, das ich übrig habe und mit Miso. Dafür nehme ich je nach Hirsemenge 1–2 Esslöffel Miso und mische es einfach unter die frische Hirse. Dann warte ich, bis sie erkaltet, stürze die Form und habe ein leckeres, gesundes Brot aus vollem Korn.

Zutaten

3–5 Tassen frisch gekochte Hirse oder die, die übrig geblieben ist
Vielleicht noch gekochtes Gemüse, das da ist
1–2 Esslöffel Miso deiner Wahl

Zubereitung

Die frische Hirse in eine Schüssel füllen und das Miso und das Gemüse sanft unterrühren. Die Masse in eine Kastenform geben, festdrücken und kalt werden lassen. Das Brot ist nun schön fest. Schmeckt auch angebraten einfach gut!

Ohsawa-Brot

Ein Ohsawa-Brot sieht meist recht unspektakulär aus, schmeckt aber wunderbar süß, da es lange Zeit vor dem Backen zieht. Für mich ist es manchmal auch eine kleine Nascherei, wenn ich Hunger auf etwas Süßes habe. Auch pur, ohne Aufstrich. Hält wunderbar und lässt sich problemlos mit auf Reisen nehmen.

Zutaten

2½ Tassen Vollkornweizenmehl
1½ Tassen Hirsemehl
1 Tasse Vollkornreismehl
5 Esslöffel Sesamöl
2–3 Tassen Wasser
½ Teelöffel Salz

Zubereitung

Alle trockenen Zutaten in eine Schüssel geben. Das Öl hinzufügen und alles mit den Händen gut mischen. Das Wasser langsam hineinschütten und die Zutaten mit den Händen zu einem Teig kneten. Eine Brotbackform mit einem Pinsel und ein bisschen Öl leicht einfetten und den Teig einfüllen. Den Teig mit einem feuchten Tuch zudecken und für mindestens acht Stunden – ich mache das immer über Nacht – stehen lassen. Mit einem Pinsel die Oberfläche des Teigs mit ein wenig Wasser einpinseln, damit es schön krustig wird. Danach für eine Stunde im Backofen bei 180 °C backen. Mit einem Stäbchen überprüfen, ob das Brot fertig ist, ansonsten noch ein paar Minuten länger backen lassen.

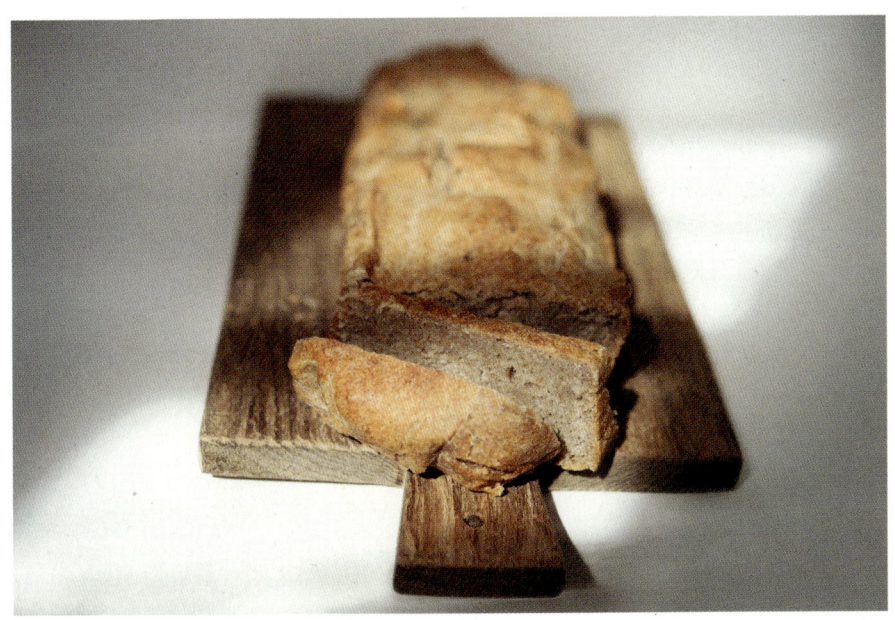

Reis-Muffins (12 Stück)

Wenn du Reisreste oder anderes Getreide übrig hast, kannst du wunderbar köstliche Muffins machen. Du kannst sie als Brötchen zum Frühstück essen oder als Reiseproviant mitnehmen.

Zutaten

3 Tassen gekochter brauner Reis
1 Tasse Reis-, Buchweizen- oder Kichererbsenmehl
1 Tasse Weizenmehl
1½ Tassen Wasser
1 Prise Salz
1 Teelöffel Backpulver

Zubereitung

Alle Zutaten sanft vermischen und die Masse in eine Muffinform füllen. In einem vorgewärmten Backofen bei 180 °C 10–15 Minuten backen. Schön abkühlen lassen. Schmeckt köstlich – auch mit Cashew-Sahne obendrauf. Mmmmmmh!

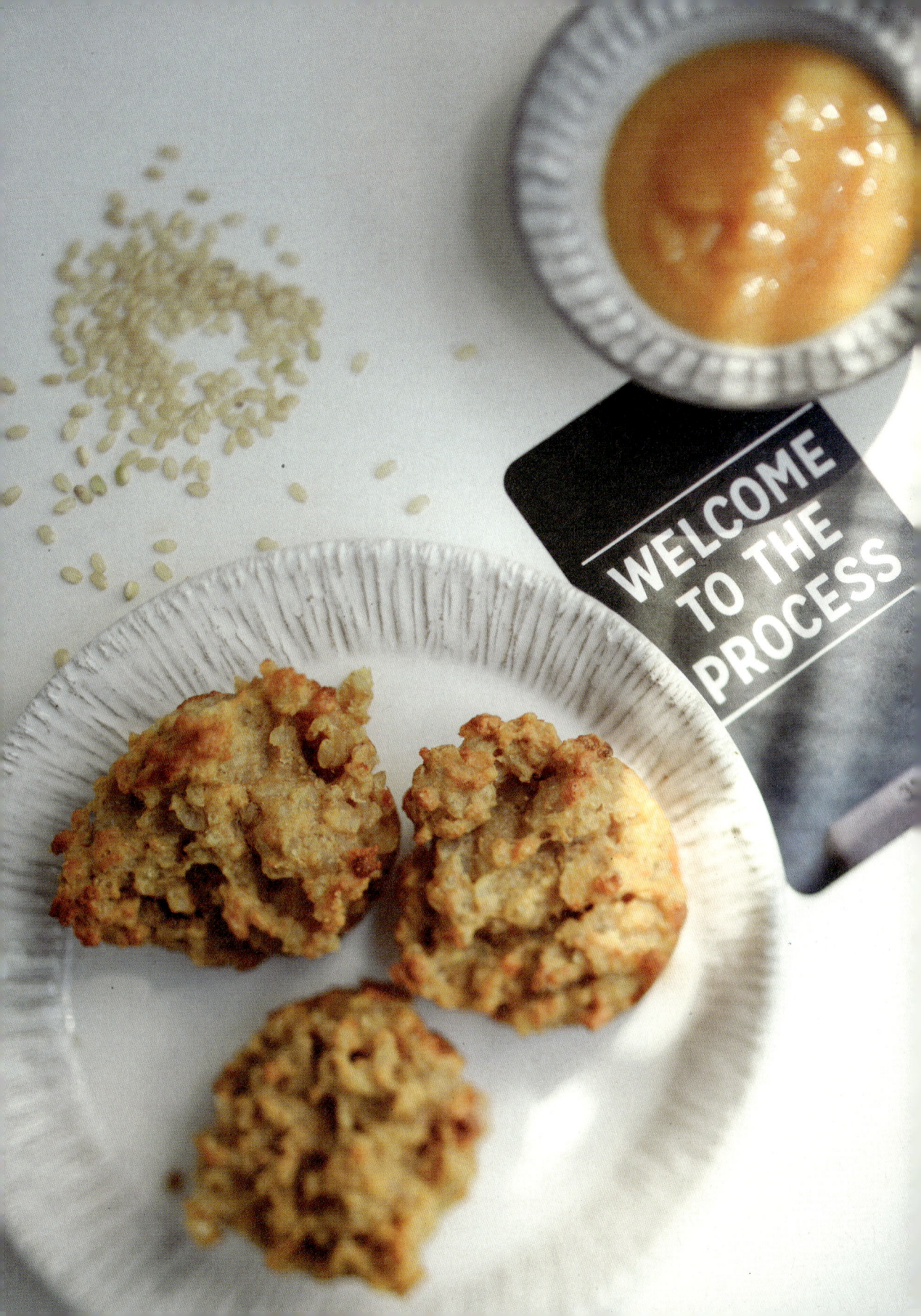

WELCOME
TO THE
PROCESS

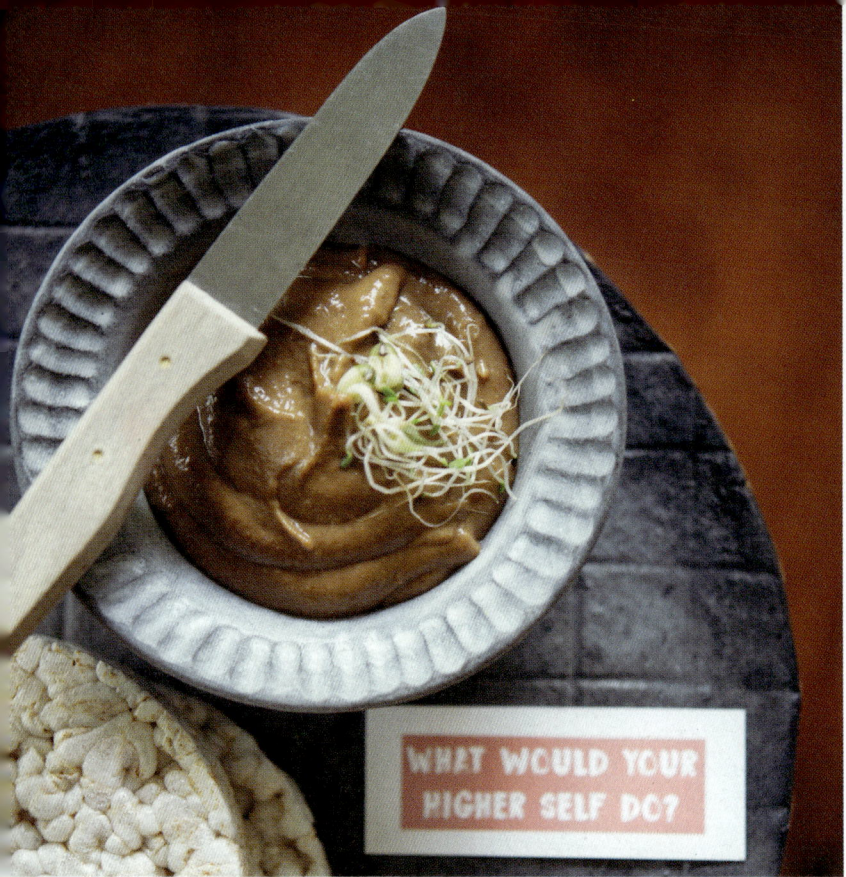

Miso-Aufstrich

Ich liebe diesen Aufstrich. Besonders, wenn ich Hunger auf etwas Herzhaftes habe. Er ist schnell zubereitet und kann auch wunderbar als Dip genutzt werden.

Zutaten

4 Esslöffel helles Mandelmus
1 Esslöffel Mugi Miso (oder ein anderes Miso, wenn du dieses nicht zur Hand hast)
Petersilie zum Garnieren

Zubereitung

Mandelmus und Miso mit ein wenig Wasser in deinem Mörser cremig rühren und in ein Glas füllen. Dieser Aufstrich hält sich 1–2 Wochen. Mit fein gehackter Petersilie garniert sieht es nicht nur hübsch aus, sondern ist auch richtig lecker!

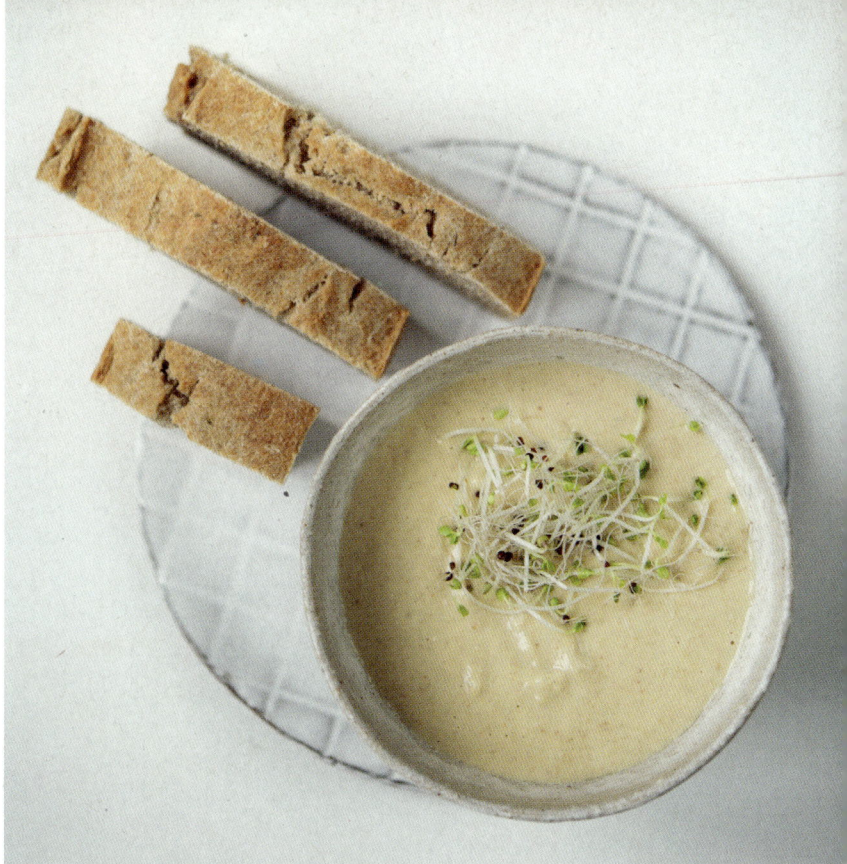

Kichererbsen-Aufstrich

Kichererbsen machen mich einfach glücklich. Manchmal gibt es tagelang nur Kichererbsen als Eiweißquelle, ich kann einfach nie genug bekommen. Dieser Aufstrich ist meine makrobiotische Hummus-Variante. Ich liebe sie!

Zutaten:

2 Tassen gekochte Kichererbsen
1 Teelöffel Nori-Flocken
1 Teelöffel Shoyu
½ Teelöffel Ume Su

Zubereitung

Alle Zutaten zu einer feinen Paste mixen. Mit gerösteten Kernen garnieren.

Kann auch wunderbar als Dip genommen werden.

Rote-Bete-Aufstrich

Wie ich diesen Aufstrich liebe. Manchmal nasche ich ihn auch einfach so weg.
Auch als Dip ist er ganz wunderbar.

Zutaten

1 große gekochte und geschälte Rote Bete
2 Esslöffel Sonnenblumenkerne
1 Esslöffel Aprikosenkernmus (oder Mandelmus)
1 Esslöffel Shiro Miso

Zubereitung

Die Rote Bete in kleine Stücke schneiden und in eine Küchenmaschine oder
einen Mixer geben. Alle anderen Zutaten hinzufügen und schön mixen. An
manchen Tagen mache ich den Aufstrich ganz fein, an anderen lasse ich ihn
ein wenig grobkörniger. Was für eine schöne Farbe, nicht?

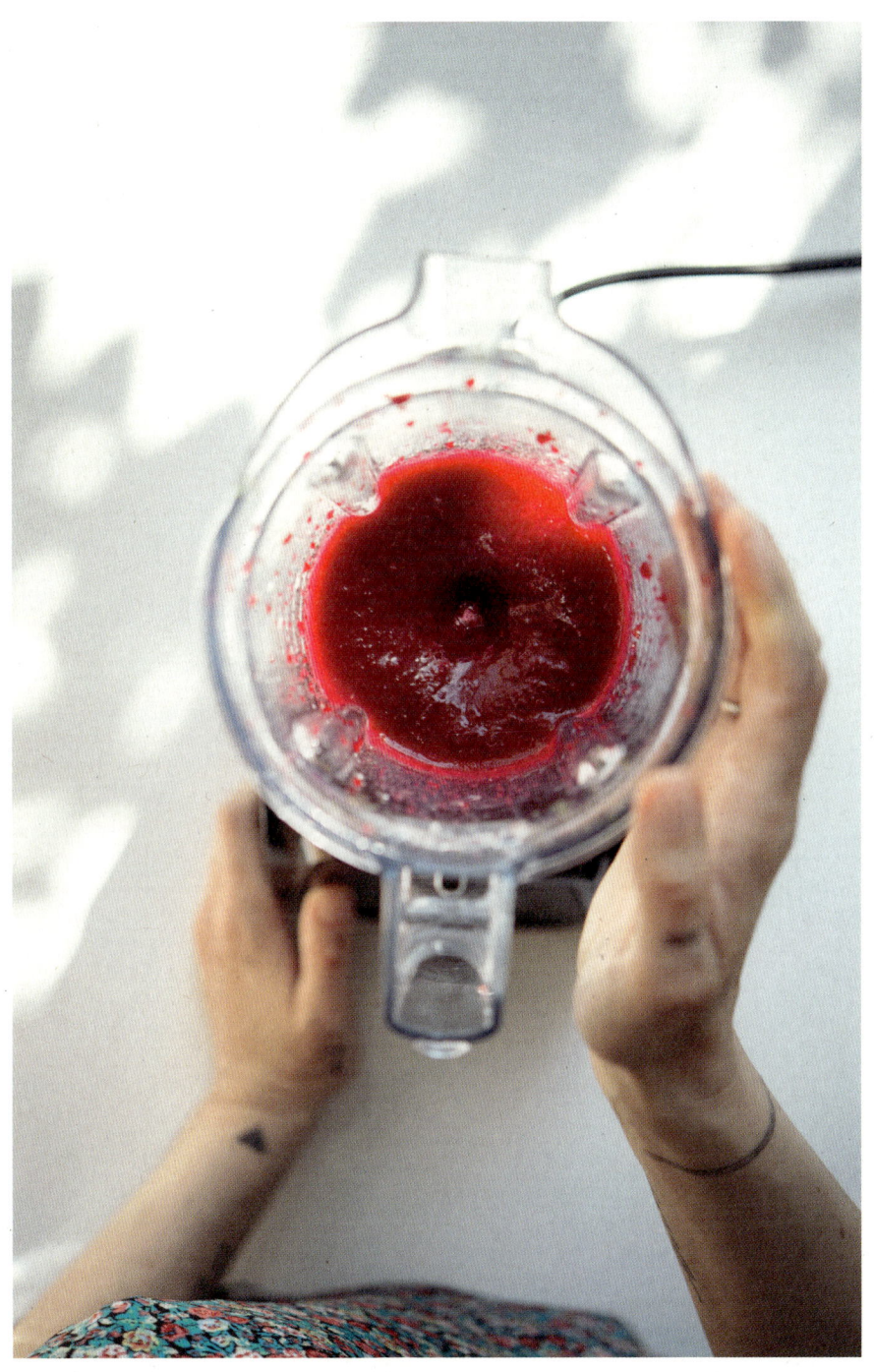

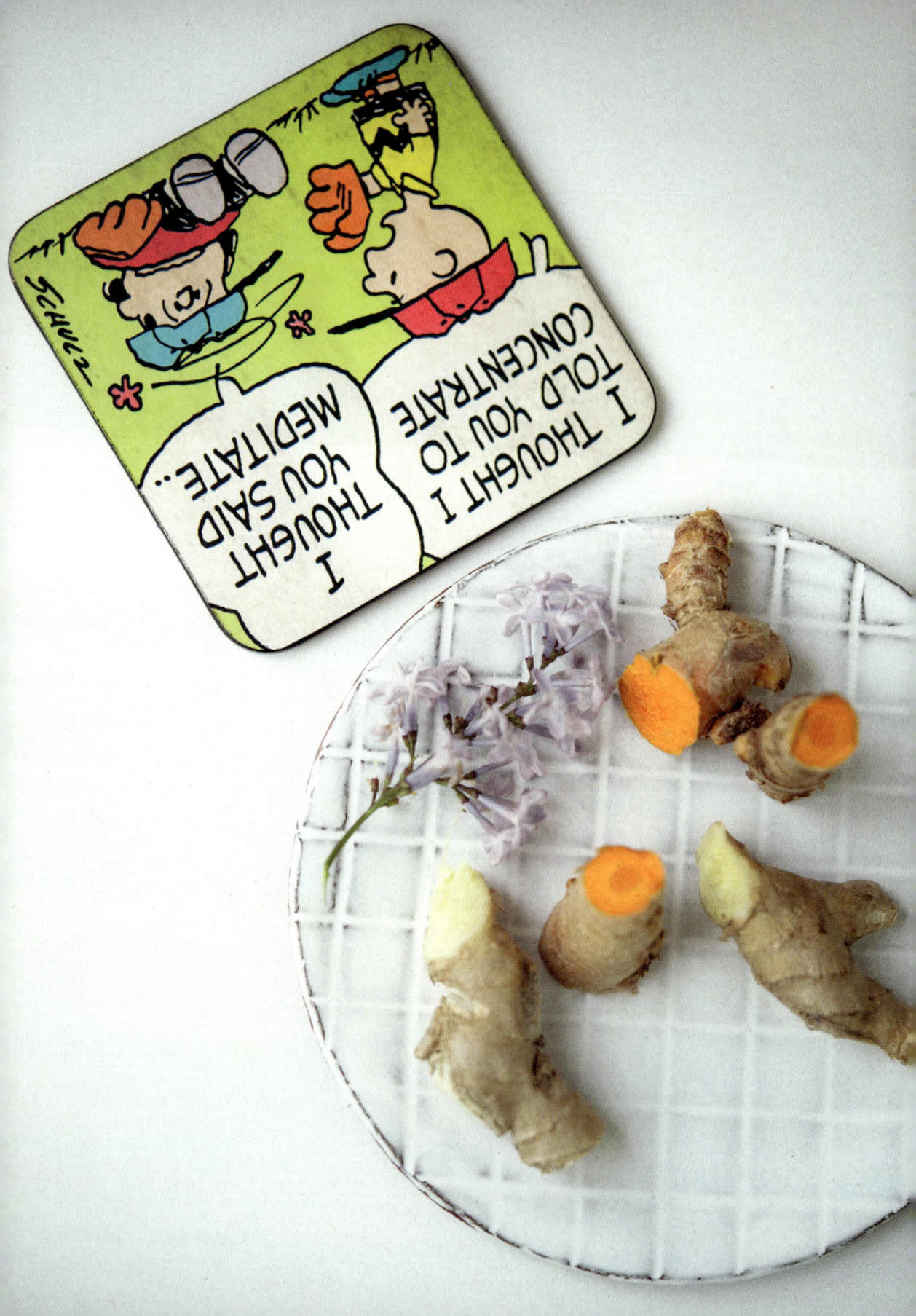

IMMUN-KICKS

Ich liebe kleine Saft-Shots. Ich trinke sie aus Schnapsgläsern. Sie kräftigen mein Immunsystem und sind ein kleiner Booster, wenn der Himmel mal tief hängt! Auch grüne Smoothies sind in geringer Menge wunderbare Aufheller fürs Gemüt.

Immun-Booster

Seit ein paar Jahren besitze ich einen Slow Juicer, der beim Entsaften schön vorsichtig ist, sodass alle wichtigen Vitamine im Saft enthalten bleiben. Gerade im tristen Winter in Berlin bringt so ein kleiner Saft mein Gemüt ordentlich in Schwung. Überhaupt ist es irre gesund, täglich einen kleinen Saft zu trinken. Aber nicht übertreiben. Ein kleines Glas in der Größe eines Schnapsglasses (2 cl) genügt, um das Immunsystem bei Laune zu halten.

Ingwer-Shot

Dieser Shot eignet sich hervorragend, wenn du Halsschmerzen hast, von Grippe geplagt wirst oder dir besonders kalt ist. Er wärmt dich im Nu von innen und vertreibt Bakterien und Entzündungen.

Zutaten
5 cm Ingwerwurzel
¼ Apfel

Zubereitung
Die Ingwerwurzel und das Stück Apfel gut waschen und durch den Entsafter geben. Wenn du magst, kannst du den Saft danach leicht erwärmen, dann gibst du ihm eine Yang-Energie, was bei Erkältung ausgleichend wirkt.

Beam me up Smoothie

Dieser grüne Smoothie wärmt den Körper und fügt ihm wichtige Nährstoffe wie Vitamin C, Vitamin K, Antioxidantien und Eisen zu. Er ist eine Vitamin-Bombe und hilft, im Winter leistungsfähig und gesund zu bleiben. Ich rate aber dazu, nicht mehr als ein oder zwei Gläser grünen Smoothie täglich zu trinken.

Zutaten

1 Handvoll Grünkohlblätter (ohne Stiel)
2 Tassen erwärmtes, gefiltertes Wasser
1 kleines Stück Ingwer
1 cm langes Stück frischer Kurkuma, (kann auch weggelassen werden)
1 Prise Pfeffer
½ Apfel
1 Esslöffel weißes Mandelmus
1 Teelöffel Reissirup (kannst du aber auch weglassen,
wenn du schon grünen Smoothie gewohnt bist)

Zubereitung

Den Grünkohl ordentlich waschen und zerkleinern. Bio-Ingwer muss nicht geschält werden! Das gilt auch für Kurkuma und den Apfel. Lege erst den Grünkohl in den Mixer (ein Hochleistungsmixer wäre toll, mit denen werden die Vitalstoffe richtig gut verfügbar) und mixe ihn zusammen mit der Hälfte des Wassers gut durch. Füge dann die restlichen Zutaten hinzu und mixe alles für zwei Minuten durch, bis der Smoothie schön cremig ist.

Radical Green Love

Dieser Drink ist eine Vitamin-C-Bombe und schützt dich im Winter vor Erkältung. Außerdem hilft er dir, überschüssiges Fett abzubauen.

Zutaten

1 kleines Blatt Grünkohl
5 Basilikumblätter
4 cm Ingwerwurzel
4 cm weißer Rettich
4 cm Gurke

Zubereitung

Den Grünkohl von den Stängeln befreien und mit dem Stück Gurke durch den Entsafter geben. Danach die restlichen Zutaten entsaften. Dieser Shot schmeckt schon mächtig grün, aber ich mag das sehr. Er enthält kostbares Vitamin C. Grünkohl ist da ungeschlagen. Wenn du Rettich nicht leiden kannst, lässt du ihn einfach weg.

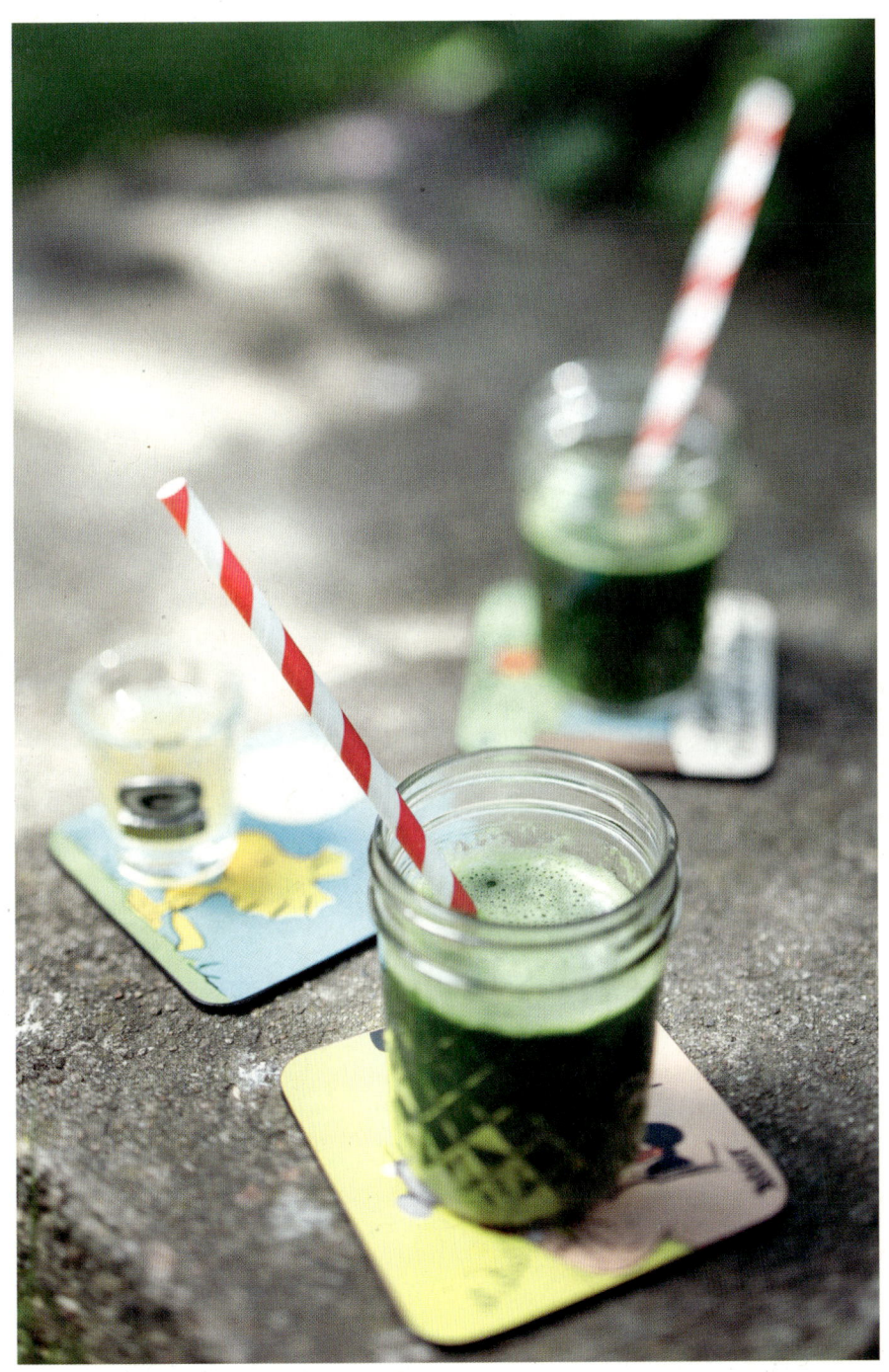

SAUCEN & DRESSINGS

Saucen und Dressings hauchen einem Gericht so richtig schön Leben ein. Sie sind das i-Tüpfelchen, das so genannte Sahnehäubchen. Ein Gericht ohne ist oft viel zu fad. Eine Sauce muss gar nicht fancy sein, aber du solltest sie immer im Hinterkopf haben und mit einplanen. Köstlich!

Shoyu-Ingwer-Sauce

Zutaten

4 Esslöffel Shoyu

1 kleines Stück Ingwer

Zubereitung

Diese Sauce eignet sich wunderbar für Tempura oder Sushi. Gib Shoyu in eine ganz kleine Schüssel. Reibe ein wenig Ingwer mit einer Ingwerreibe und drücke ihn in der Schüssel aus. Mit einem Löffel vermischen, fertig. Wenn du es schärfer magst, dann nimm ruhig mehr, bei weniger gewünschter Schärfe bitte weniger.

Shiro Miso-Dressing

Zutaten

½ Esslöffel Shiro Miso

2 Esslöffel Wasser

½ Esslöffel Mirin

1 Esslöffel Tahin

½ Teelöffel Ume Su

½ Teelöffel Reissirup

Zubereitung

Dieses Dressing solltest du unbedingt ausprobieren. Es hat einen sagenhaften Geschmack und eignet sich für jeden Salat oder als Dip. Alle Zutaten zusammen in einem Suribachi oder Mixer zu einer cremigen Konsistenz mixen.

Mandel-Tamari-Dressing

Zutaten

4 Esslöffel Mandelmus

4 Esslöffel Wasser

1 Esslöffel Tamari

Zubereitung

Alle Zutaten zusammen zu einer cremigen Konsistenz mixen.

Tahin-Minz-Dressing

Zutaten

5 Esslöffel Tahin

½ Teelöffel Shoyu

¼ Tasse Wasser

1 Esslöffel frische, fein gehackte Minzblätter

Zubereitung

Ein wunderbar frisches Dressing, mit dem ich im Sommer sehr gern meine Gerichte verfeinere. Mixe alle Zutaten in einem Hochleistungsmixer oder mit einem kräftigen Pürierstab zu einem Dressing. Nimm am Anfang lieber weniger Wasser und wenn du das Gefühl hast, das Dressing ist zu fest, gib einfach noch ein wenig mehr dazu.

French Dressing

Zutaten:

3 Esslöffel Reisessig

8 Esslöffel Maiskeim- oder Olivenöl

½ Esslöfel Meersalz

Zubereitung:

Alle Zutaten in einer kleinen Schüssel miteinander verrühren.

Umeboshi-Sauce

Zutaten

1 Esslöffel Umeboshi-Paste

2 Esslöffel Olivenöl

1 Teelöffel Orangenschale

Zubereitung

Alle Zutaten im Suribachi oder Mixer vermischen.

PICKLES

Für mich gehört ein ordentliches Stück Pickles zu jeder Mahlzeit dazu. Pickles sind sauer eingelegte Gemüsesorten – man sagt ihnen magische Wirkungen nach. Früher legte man eher aus der Not heraus Gemüsesorten ein. Dadurch wurden sie länger haltbar gemacht. Sauerkraut ist wohl das berühmteste eingelegte Gemüse. Pickles unterstützen unsere Verdauung, lösen wunderbar Schleimablagerungen aus dem Körper, beruhigen unser Nervensystem, kurbeln die Fettverdauung an und machen Eiweiße flinker verdaulich. Um Pickles herzustellen, solltest du immer das allerbeste Gemüse in Bio-Qualität nehmen.

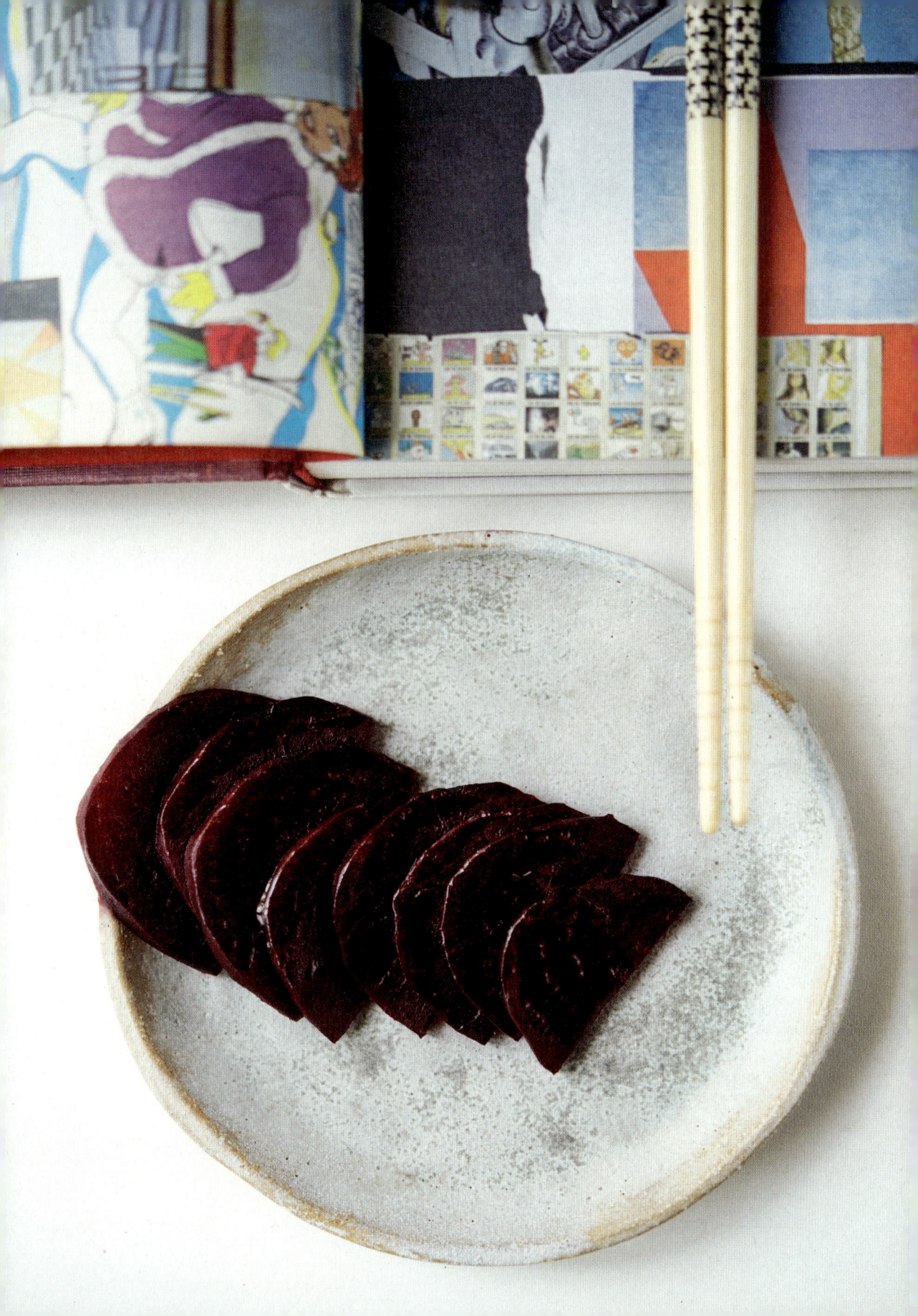

Rote-Bete-Pickles

Diese Pickles sind lecker und geben jedem Gericht einen schönen Farbtupfer. Ich habe eine Pickles-Presse, damit lassen sich Pickles kinderleicht und schnell herstellen.

Zutaten

2 mittelgroße Rote-Bete-Knollen
2 Tassen Apfelsaft
¼ Esslöffel gemahlene Gewürznelken (kannst du aber auch weglassen)
1 Esslöffel Reisessig
1 Teelöffel Meersalz
1 Teelöffel Zitronensaft

Zubereitung

Die rohe Rote Bete schälen und in gleich große, dünne Scheibchen schneiden. Dafür kannst du natürlich auch eine Reibe nehmen, dann dauert das nicht so lange und du kannst sicher sein, dass du wirklich regelmäßige Scheiben hast. Nun die Scheiben in der Pickles-Presse (oder einen anderen Behälter deiner Wahl) schichten und mit Salz besprenkeln. Wärme den Apfelsaft auf und gib die Nelken, den Zitronensaft und den Reisessig hinzu. Koche alles einmal auf und lass es dann für ungefähr 10–15 Minuten ziehen. Die Flüssigkeit vorsichtig über die Rote Bete gießen, luftdicht verschließen und mindestens für 2–3 Tage stehen lassen.

Sellerie-Pickles

Diese Pickles gehören zu meinen Lieblingspickles! Sie haben einen angenehmen, leicht säuerlichen Geschmack und wirken erfrischend und harmonisieren den Säure-Basen-Haushalt. Dieses Rezept eignet sich auch wunderbar, wenn du in Eile bist, aber trotzdem gern Pickles zu deinem Gericht haben möchtest. Natürlich ist es immer besser, sie länger ziehen zu lassen, aber schon nach einer Stunde schmecken diese Pickles prächtig.

Zutaten

5 Selleriestangen
2 Esslöffel Umeboshi-Paste
3 Esslöffel in Tamari geröstete Sonnenblumenkerne
1 Esslöffel Tamari
1 Esslöffel Nori-Flocken

Zubereitung

Wasche die Selleriestangen gründlich. Schneide sie in sehr schmale Streifen und vermische sie mit der Umeboshi-Paste. Fülle das in deine Pickles-Presse. Röste in einer Pfanne die Sonnenblumenkerne, bis sie eine zarte Bräune bekommen. Sie dürfen nicht zu dunkel werden, dann schmecken sie nicht mehr. Wenn sie fertig sind, stelle die Pfanne aus und gib den Esslöffel Tamari in die noch heiße Pfanne und vermische es schnell mit den Sonnenblumenkernen. Alles ein paar Minuten abkühlen lassen und die Nori-Flocken hinzugeben. Alles zusammen im Suribachi (dem Mörser) zerstoßen und über die Mischung aus Sellerie und Umeboshi-Paste geben. Gut vermischen und für 1–24 Stunden unter Druck ziehen lassen. Du kannst hierfür auch anderes Gemüse nehmen. Schmeckt auch köstlich mit in Würfel geschnittenem Rettich oder Karotte.

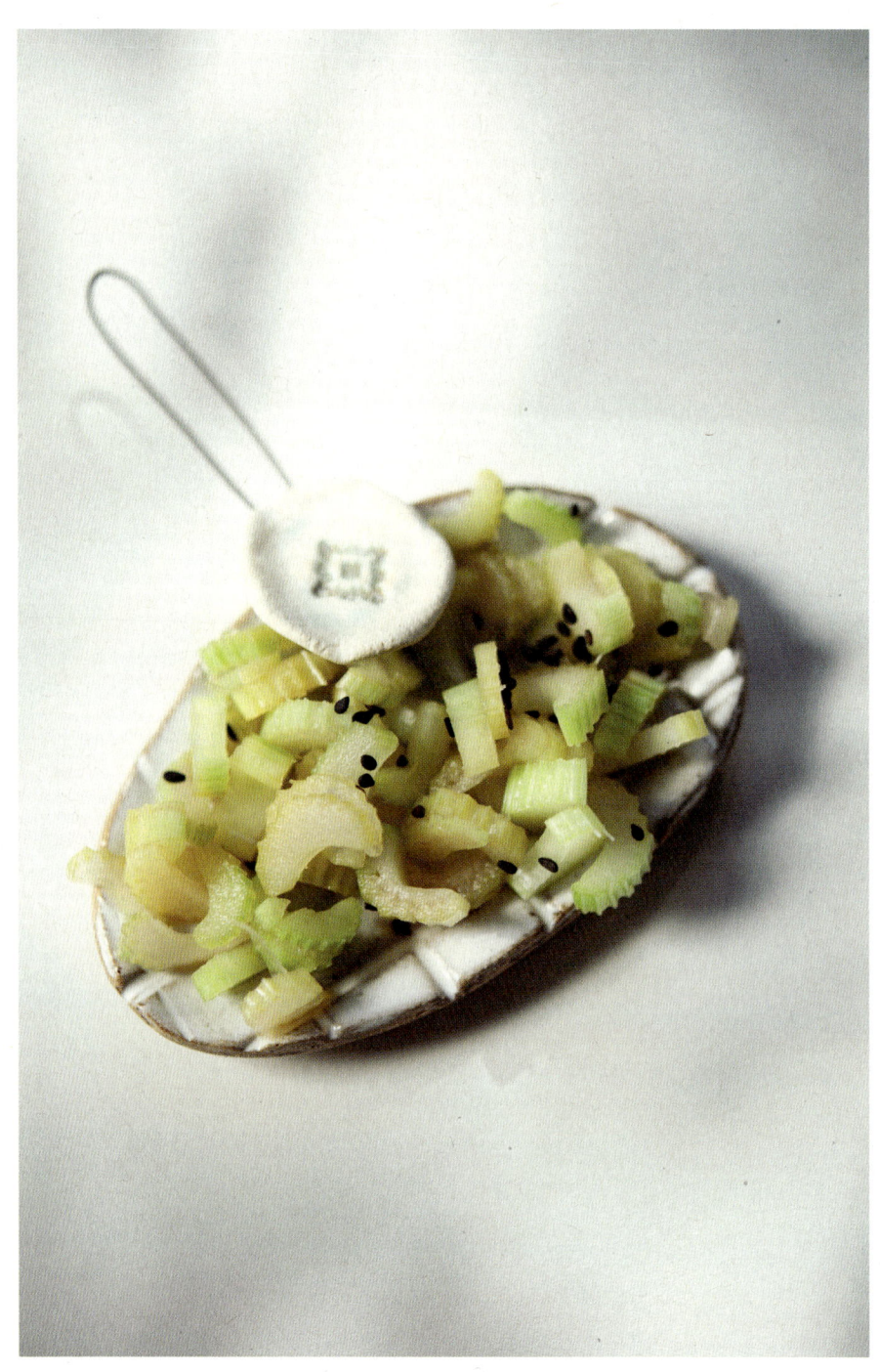

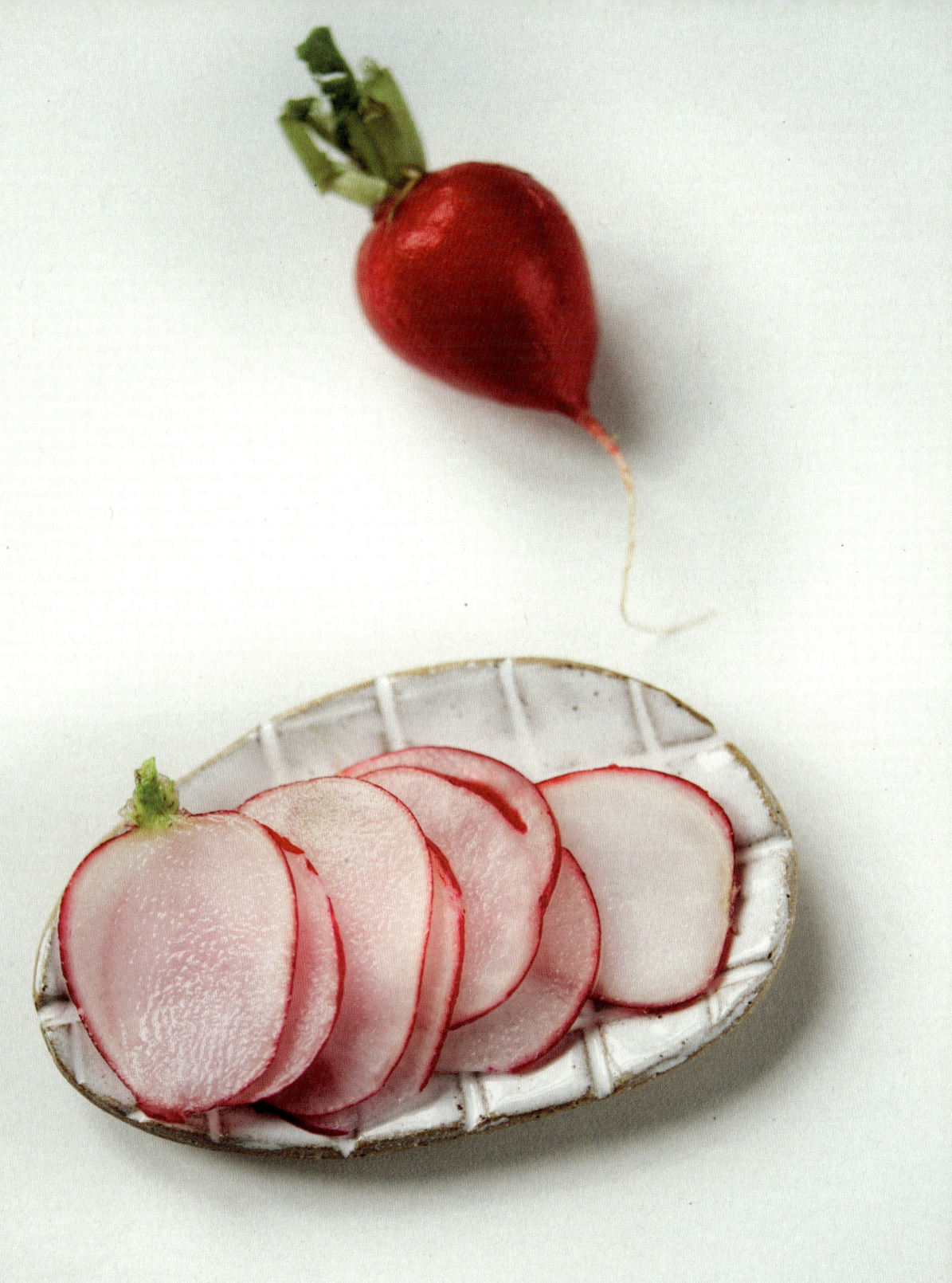

Radieschen-Pickles

Diese Pickles peppen jedes farblose Gericht auf und schmecken umwerfend. Außerdem sind sie auch recht rasch hergestellt und unfassbar lecker!

Zutaten

1 Tasse Radieschen
½ Teelöffel Meersalz

Zubereitung

Schneide die Radieschen in feine Scheiben und gib sie in eine Schüssel. Streue das Meersalz darüber und vermische beide Zutaten sorgfältig. Lege die salzigen Radieschenscheiben in eine Pickles-Presse oder presse sie, indem du einen Teller mit einem schweren Gewicht auf sie stellst. Diese Pickles sind nicht so lange haltbar. Stelle immer nur so viel her, wie du in einer Woche verzehren kannst.

Deine Notizen

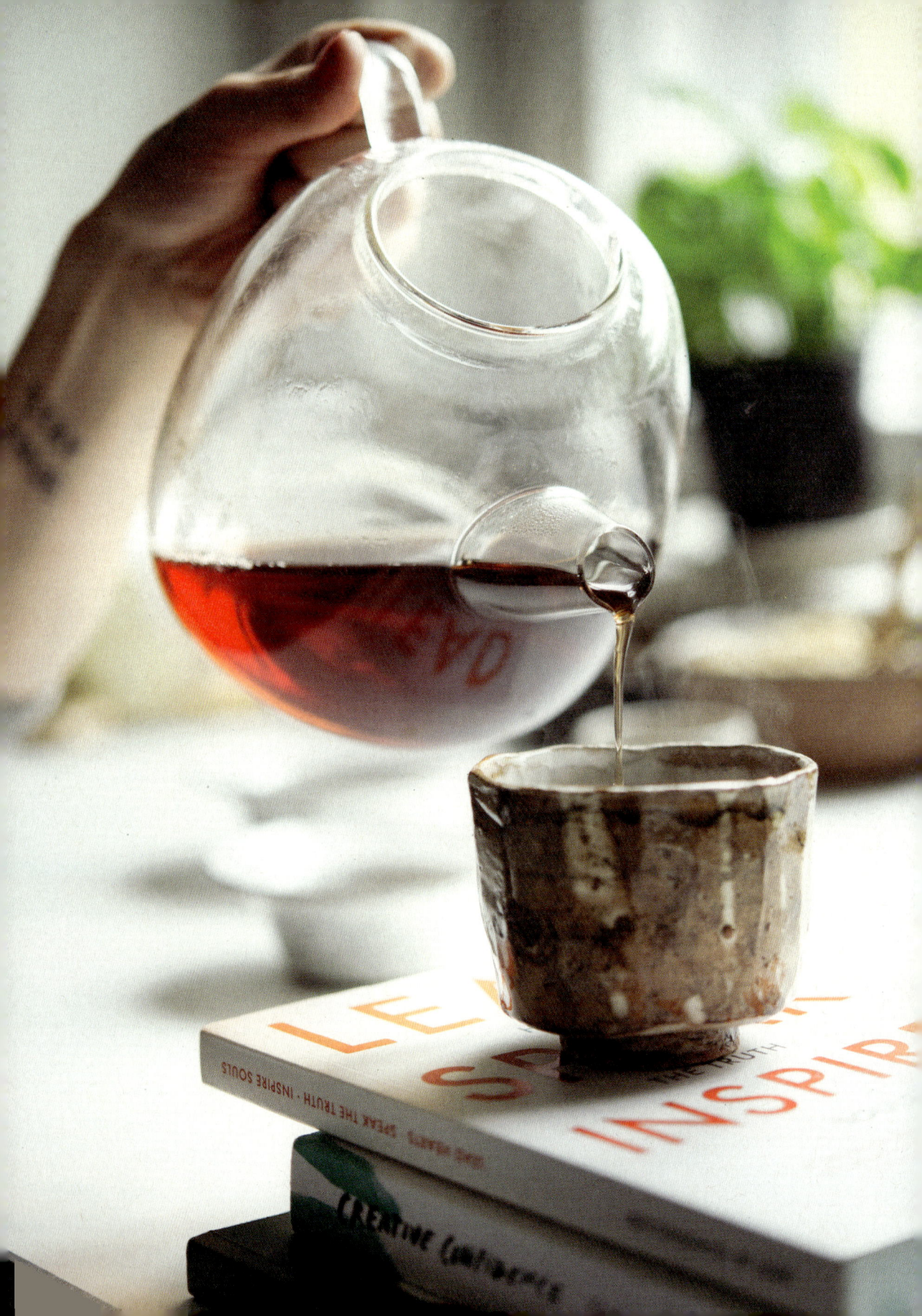

GETRÄNKE

& TEES

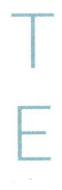

In der Makrobiotik gibt es viele Getränke und Tees, die sehr guttun und richtig lecker sind. Sie unterstützen den Körper, kräftigen den Geist und können dir helfen, in deiner Mitte zu bleiben. Manche Getränke wirken entgiftend, entspannend, stärken das Herz und die Leber, andere helfen gegen elendige Trägheit, Heißhunger oder Müdigkeit. Seit Jahren setze ich erfolgreich makrobiotische Getränke auch als Hausmittel ein. Wenn ich z. B. an Grippe oder Erkältung leide, mache ich mir einen Kuzu-Drink mit hochwertiger Sojasauce, dazu später mehr. Makrobiotische Getränke wie Getreidetee, Kukicha oder Bancha schmecken großartig und du kannst sie täglich trinken.

Bancha Tee

Bancha Tee ist ein japanischer Grüntee. Er enthält wenig Koffein, aber dafür viel Eisen. Somit ist er für Schwangere, Veganer oder Vegetarier gut geeignet. Auch während der Menstruation ist dieser Tee ein wunderbarer Begleiter.

Kukicha Tee

Dieser Tee enthält noch weniger Koffein als Bancha, weshalb er auch abends noch gut getrunken werden kann. Kukicha besteht aus kleinen Zweigen und anderen Teilen der Teepflanze. Er hat einen milden und sahnigen Geschmack. Meine Kinder trinken ihn auch gern mit Apfelsaft.

Yannoh Getreidekaffee

Das ist eine schöne Alternative zu gewöhnlichem Kaffee. Er besteht aus Gerste, Roggen, Zichorie und Eicheln. Im Gegensatz zu echtem Kaffee enthält Getreidekaffee kein Koffein. Yannoh Getreidekaffee findest du in allen gängigen Bioläden, du kannst ihn aber auch selbst herstellen. Wenn du etwas mehr Kaffeegeschmack möchtest, kann ich Lupinenkaffee empfehlen, der ist auch koffeinfrei, kommt aber dem Kaffeegeschmack näher.

Getreidetee

Das ist einer meiner Lieblingstees. Er ist so unglaublich lecker. Am liebsten mache ich ihn aus Reis. Er kann aber auch aus anderen Getreidesorten gemacht werden. Perlgerstentee schmeckt auch riesig, der ist auch besonders gut für die Haut. Für den Getreidetee nimmst du 8 Esslöffel braunen Reis (oder anderes Getreide), wäschst ihn gut und röstest ihn für ein paar Minuten in einer Pfanne. Danach in einen Topf geben und mit 8 Tassen Wasser für zwanzig Minuten köcheln lassen. Durch ein Sieb gießen. Dieser köstliche und süßliche Tee kann kalt oder warm genossen werden.

Makrobiotische Getränke bei Beschwerden

Makrobiotische Getränke können bei Unwohlsein und Beschwerden helfen. Mit den folgenden Getränken habe ich wirklich gute Erfahrungen gesammelt.

Mu Tee

Vor 15 Jahren wurde ich mehrmals am Bauch operiert. In dieser Phase hat mich der Mu Tee wieder aufgebaut. Er enthält 16 unterschiedliche Kräuter und stärkt Menschen, die ihre Widerstandskraft verloren haben. Gerade im Winter, wenn die Grippewelle zuschlägt oder ein Magen-Darm-Virus umgeht, schenkt der Mu Tee Stärkung. Der Tee sollte in Maßen genossen werden. Es gibt ihn als Teebeutel, aber auch in loser Form.

Lotus-Tee

Lotuswurzel-Tee wirkt schleimlösend, besonders bei Husten. Ich mache diesen Tee mit frischer Lotuswurzel, du kannst ihn aber auch mit Lotuspulver zubereiten. Einen Teelöffel Lotuspulver in zwei Tassen Wasser geben und für fünf Minuten kochen lassen, ein paar Tropfen Tamari hinzufügen und sofort trinken. Mit frischer Lotuswurzel: Zwei Teelöffel geraspelte Lotuswurzel mit einer Tasse heißem Wasser übergießen und 10 Minuten ziehen lassen. Absieben und auch hier gern mit ein paar Tropfen Tamari verfeinern.

Apfel-Kuzu-Drink

Der Apfel-Kuzu-Drink hilft wunderbar, wenn ihr unter Stress steht und alles sich furchtbar eng anfühlt. Der Drink entspannt die Nerven ungemein. Er entlastet den Darm. Und auch bei Heißhunger hilft er. Kuzu mit Sojasauce/Tamari und Salzpflaume (Umeboshi) wirkt stärkend bei Yin-Problemen wie Magen-Darm-Grippe und Erkältung. Wenn ich in Indien Magen- oder Darmprobleme hatte, habe ich Apfel-Kuzu getrunken. So wird's gemacht: Einen Teelöffel Kuzu aus dem Bioladen in einer Tasse kaltem Wasser erhitzen, immer schön rühren. Wenn das Kuzu ganz aufgelöst und flüssig ist, ein kleines Stück Umeboshi dazugeben und einen halben Löffel Tamari. Sofort trinken.

Reismilch selber machen

Reismilch hat eine angenehm beruhigende Wirkung, besonders auf Kinder. Ich habe es meinen Kindern früher nach dem Abstillen gegeben. Auch für Menschen, die abends noch mit Heißhunger zu kämpfen haben, ist es hilfreich. Ich nehme dafür zwei Tassen braunen, bereits gekochten Reis (Vollkornreis), den ich noch übrig habe (!) und 8 Tassen gefiltertes Wasser. Ich gebe alles mit einem Löffel Mandelmus und zwei Esslöffeln Reissirup in einen Topf und lasse es für 15 Minuten köcheln. Dann noch mit dem Pürierstab fein mixen und die Flüssigkeit durch ein Sieb geben und dann einfach genießen.

Es gibt noch unzählige makrobiotische Getränke. Die genannten sind die, die bei mir und meiner Familie am meisten zum Einsatz kommen. Mach dich einfach mal auf die Suche und probiere selbst aus.

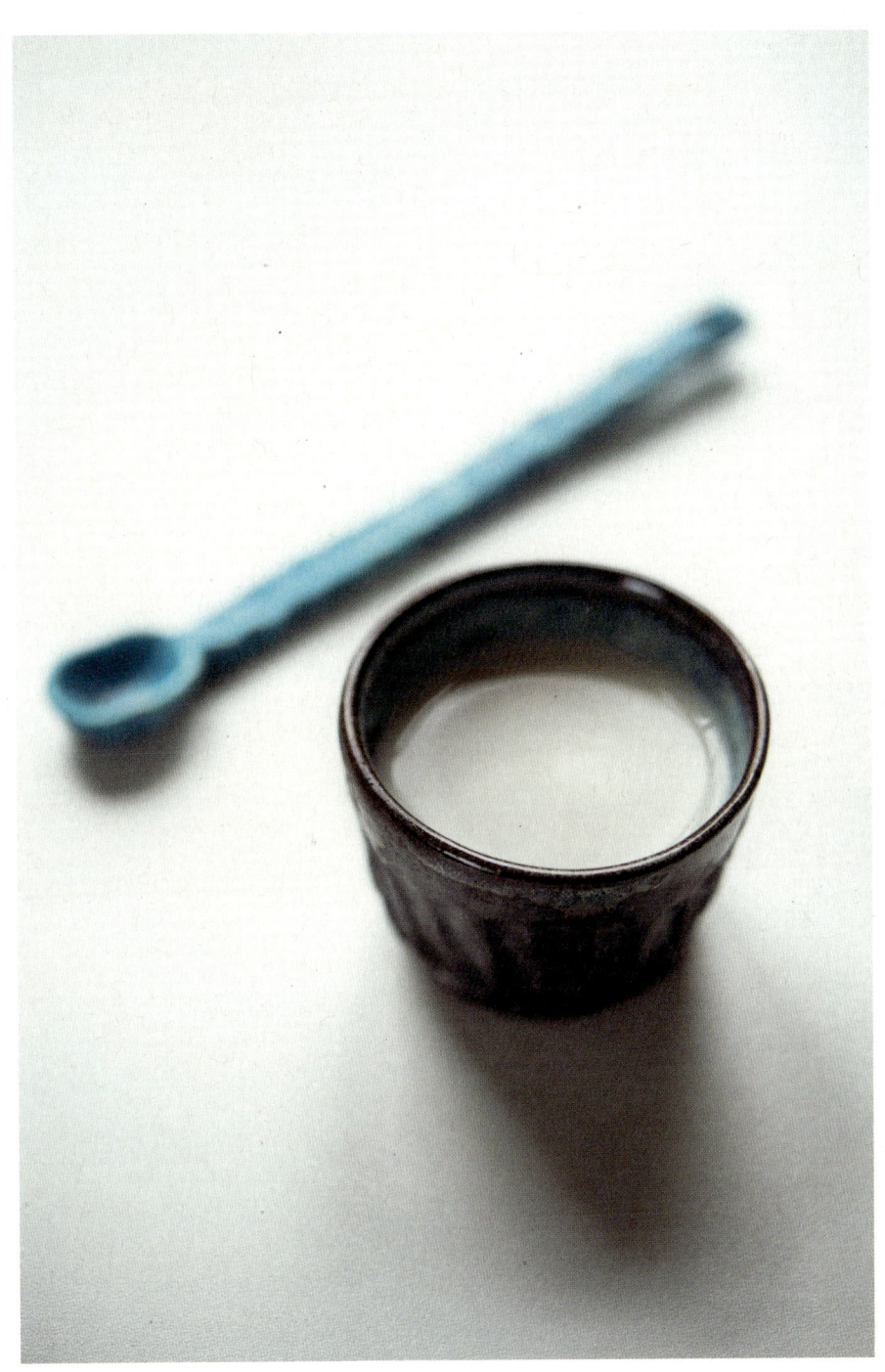

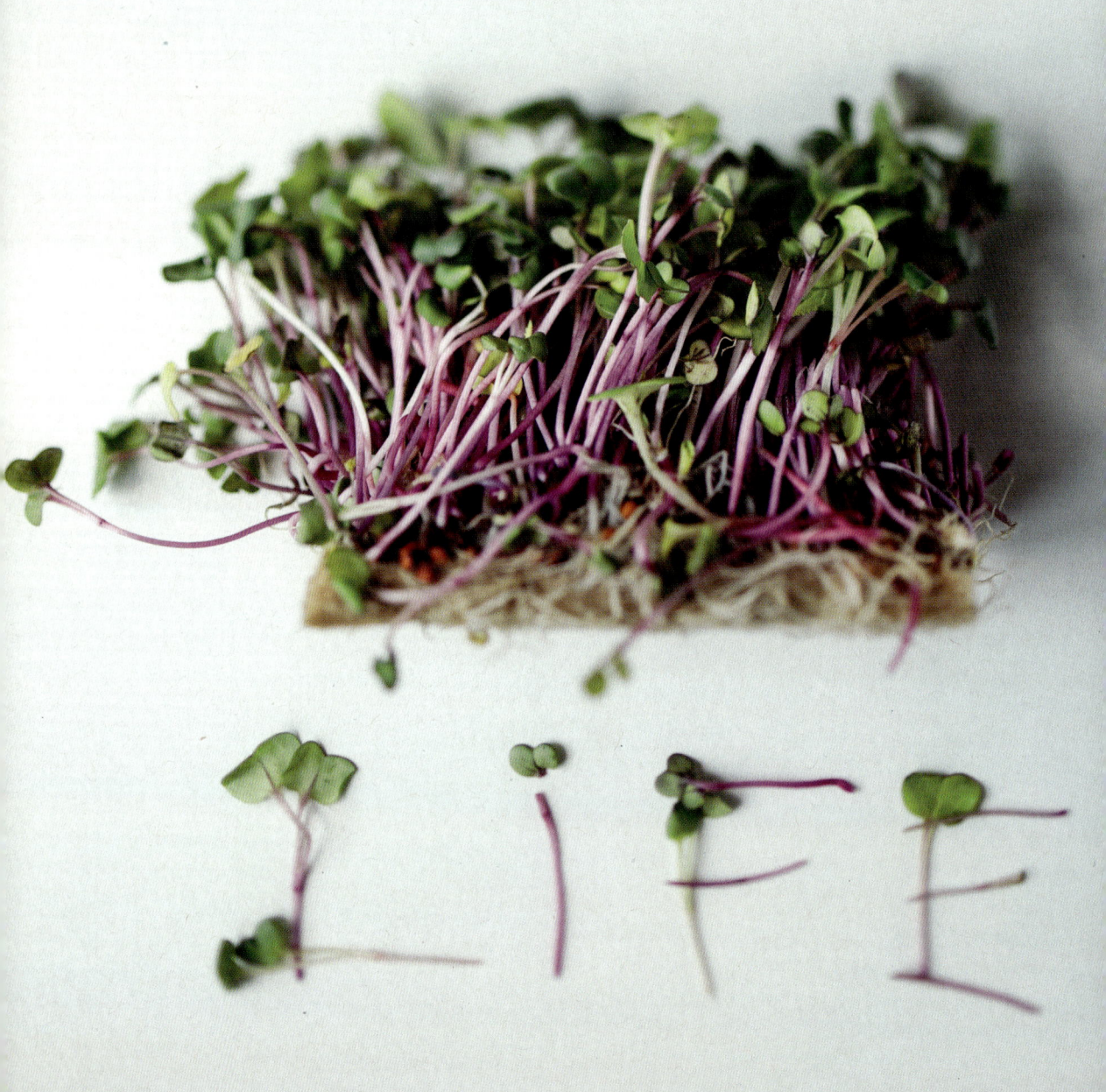

Nützliches für eine gesunde Lebensweise

Ausgeglichene Ernährung nährt uns auf vielen Ebenen. Wenn unsere Meridiane, die Energiekanäle im Körper, blockiert sind – durch schlechte Nahrung, Stress, Anspannung oder Ärger – können sich Krankheiten im Körper entwickeln. Mit Makrobiotik legen wir einen soliden Grundstein für ein gesundes Leben, für unseren Körper und auch unseren Geist. Wenn wir uns gut ernähren, fühlen wir uns fitter und wacher. Wir haben das Gefühl, Bäume ausreißen zu können. Neben der Ernährung gibt es noch andere Möglichkeiten, dich zu nähren. Hier ein paar Vorschläge, die dich unterstützen können, dich kraftvoll zu fühlen und deine Intention zu stärken.

Verbringe so viel Zeit wie möglich in der Natur.

Wenn du ein Stadtmensch bist, fahre am Wochenende raus aufs Land. Es ist so wichtig, gute, frische Luft zu atmen und den Kopf freizubekommen. Besonders für Kinder ist der Bezug und die Betrachtung der Natur existenziell.

Versuche jeden Tag vor Mitternacht zu schlafen.

Wenn ich sagen würde, früher zu Bett zu gehen, würdest du vielleicht erst 1–2 Stunden nach Mitternacht anfangen einzudösen. 22 Uhr ist eine gute Zeit, das Licht auszumachen. Vielleicht sogar schon ein bisschen früher. Natürlich ist das nicht immer möglich. Wenn du z. B. Nachtschichten machen musst. Dann achte darauf, dass du tagsüber Ruhe findest und genug Schlaf bekommst. Schlaf ist ein wichtiger Faktor, der uns inneren Frieden und Ausgeglichenheit schenkt.

Verbanne alle elektronischen Geräte aus dem Schlafzimmer.

Auch das Mobiltelefon. Wenn du dein Telefon als Wecker nutzt, kaufe dir einen normalen Wecker. Schalte alle elektronischen Geräte in deinem Haushalt am Abend aus. Auch das WLAN braucht nachts nicht aktiv zu sein. Wir sind täglich von so vielen Schwingungen umgeben, nachts braucht unser System einfach mal eine Pause. Versuche ab 21 Uhr auch nicht mehr auf einen Bildschirm zu schauen. Lies einfach mal wieder ein schönes, kluges Buch.

Iss möglichst nach 19/20 Uhr nichts mehr.

Dein Körper braucht abends keine Nahrung, denn er kann sie ohnehin nicht mehr verdauen. Meine letzte Mahlzeit nehme ich meist gegen 18 Uhr zu mir. Wenn ich abends mit meinen Kindern zusammensitze, die noch vor 19 Uhr Abendbrot essen, schlürfe ich vielleicht noch eine kleine Misosuppe mit.

Ansonsten esse ich zweimal am Tag. Morgens und nachmittags. Das reicht mir. Generell essen wir viel zu oft und viel zu viel, das überlastet ständig unser System und hält uns vom klaren Denken ab.

Plane dir gewissenhaft Zeit für Kontemplation ein.

In Form von Yoga, Meditation, Tai-Chi, Do-In oder ähnliche Techniken. Diese Übungen erhalten unsere Gesundheit und helfen unserem spirituellen Wachstum. Hier ein paar Meditationstechniken, die vielleicht hilfreich sind.

Achtsamkeits- und Meditationsübungen

Wenn du dich näher mit der Makrobiotik befasst, wirst du schnell merken, dass du das Leben, das du jetzt lebst, ein klein wenig verändern möchtest. Hier ein paar Übungen zusammengestellt, die dich dabei unterstützen.

Entdecke Langsamkeit und stärke deine Intuition

Du allein bestimmst, was gut für dich ist. Vertraue auf deine innere Führung. Spiele ein wenig mit verschiedenen Nahrungsmitteln, fasse sie an, probiere sie aus, erschaffe eigene Rezepte. Nimm dir Zeit für die Auswahl und die Zubereitung deines Essens. So baust du eine gesunde Verbindung zu deiner Nahrung auf. Wenn du innerlich leiser wirst, mehr und mehr zur Ruhe kommst, wirst du deiner inneren Stimme bewusster werden. Werde langsamer im Alltag, lass dir mehr Zeit und du wirst sehen, dass sich viel mehr Raum im Alltag auftun wird.

Sei großzügig

Wir wurden so erzogen, dass wir eher geizen. Wir geben, aber gleichzeitig haben wir im Hinterkopf, dass wir irgendwann etwas zurückbekommen. Gib mit vollem Herzen, gerade wenn du für jemanden kochst, ist es wichtig, dass du mit Liebe kochst und in dem Moment alles gibst, was du hast. Dann wirst du in den Genuss von Einheit kommen.

GIB MIT VOLLEM HERZEN

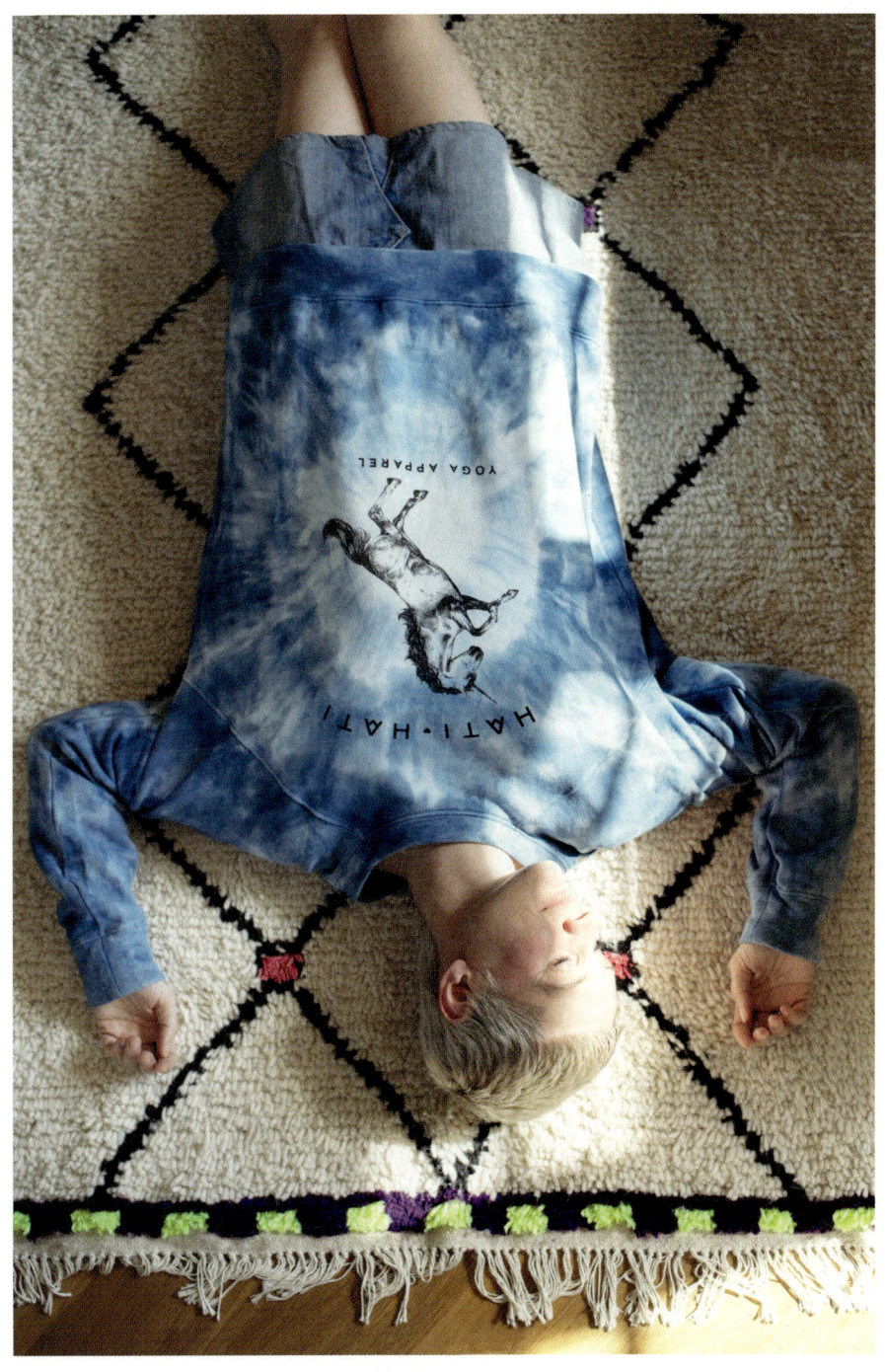

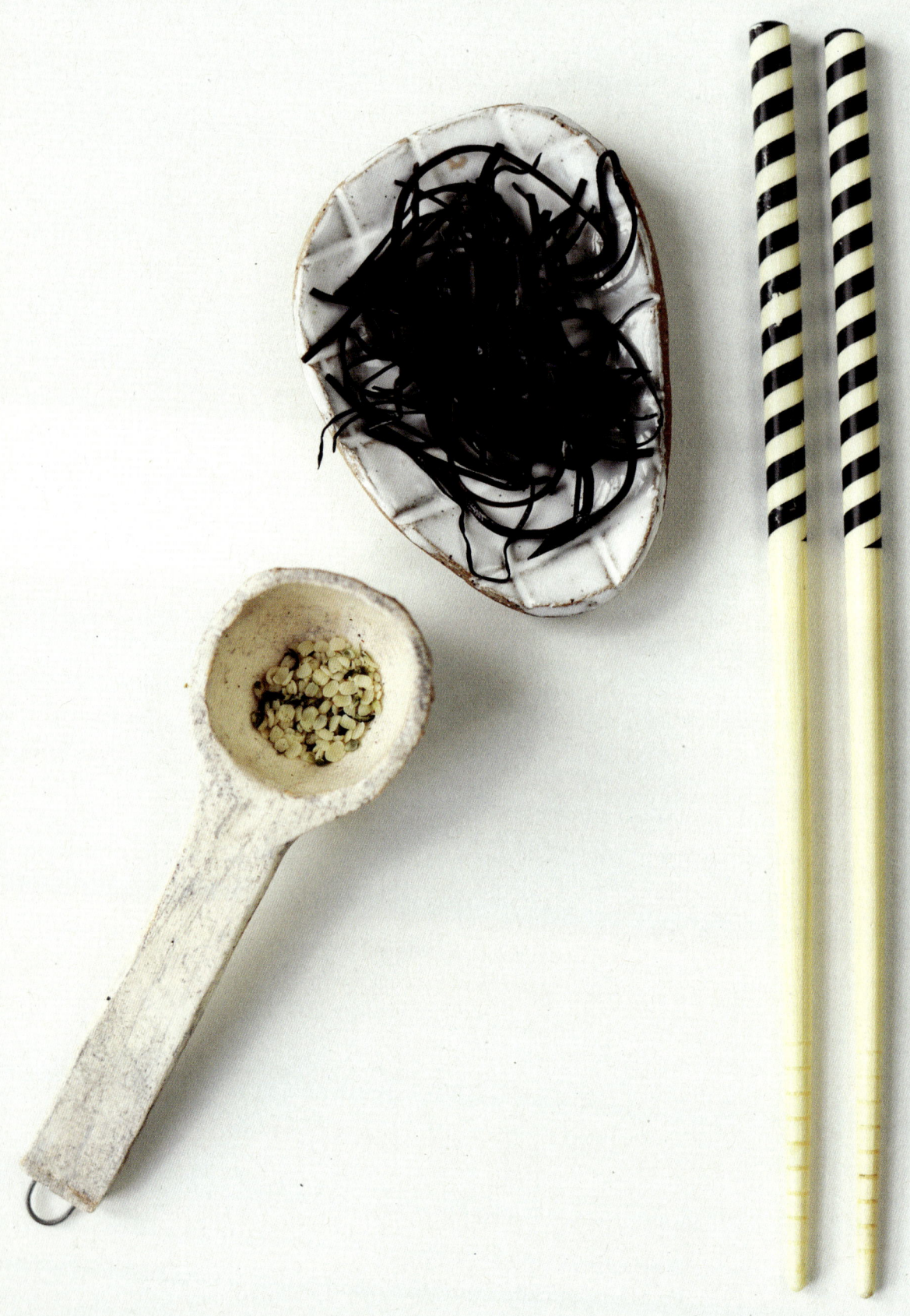

Einstimmung auf das Kochen

Es ist sehr wichtig, dass du in einer friedvollen Stimmung und einer klaren, sauberen Atmosphäre kochst. Kochen sollte eine Meditationspraxis sein, mit der du Liebe weitergeben und Frieden in die Welt bringen kannst. Bevor du mit dem Kochen beginnst, setze dich einen Moment ruhig hin, stelle deine Füße fest auf den Boden und lausche deiner Atmung. Egal, was eben noch war, lass es über deine Ausatmung ziehen und komme ganz bei dir an. Lege nun deine Hände auf den Bauch und nimm deine Mitte, dein Hara, wahr. Atme in deine Hände und stelle dir vor, wie du dich von innen heraus ausdehnst. Durch diese Übung bekommst du mehr Erdung, Ruhe und erzeugst eine schöne Schwingung, die sich dann auch auf dein Essen überträgt.

Küche auf Vordermann bringen

Nach dem Kochen, noch bevor du anfängst zu essen, sorge dafür, dass die Küche halbwegs wieder aufgeräumt und sauber ist. Eine kleine Putzmeditation sollte immer Teil deiner Kochpraxis sein. Natürlich gibt es auch Tage, an denen du darauf keine Lust hast, das ist in Ordnung, aber generell kultiviere das Saubermachen vor und nach dem Kochen. Es gehört einfach dazu. Es fördert deine Sensibilität und Klarheit. Außerdem ist es viel angenehmer, in einer aufgeräumten Umgebung zu essen oder zu wissen, dass danach nicht auch noch alles geputzt werden muss.

Kaumeditation

Als ich damals mit der Makrobiotik anfing, fand ich es sehr befremdlich, dass die Makrobioten um mich herum still wie die Nacht vor ihrem Essen saßen und so furchtbar emsig ihr Essen kauten. Ich schlang mein Essen herunter als gäbe es kein Morgen, denn ich hatte es nicht anders gelernt. Außerdem war ich rebellisch und wollte keinesfalls so fad werden wie die anderen.

Nach kurzer Zeit nervte es mich aber, immer diejenige zu sein, die zuerst fertig war. Also probierte ich das, was einer meiner makrobiotischen Lehrer, René Levy, immer mit erhobenem Zeigefinger predigte: „Kaut euer Essen vernünftig. Jeden Bissen 70–100 Mal." Das war nicht einfach. Aber mit der Zeit gewöhnte ich mich daran. Mit Erfolg. Ich war schneller satt und die Mahlzeit hielt viel länger vor. Aber: Einen Bissen 40–60 Mal zu kauen, reicht auch vollkommen aus! An dem Spruch „Gut gekaut ist halb verdaut" ist eine Menge dran, denn Verdauung beginnt bereits im Mund. Wenn das Essen im Mund tüchtig gekaut und mit Speichel vermischt wird, müssen Magen und Darm nicht mehr so eine harte Arbeit leisten. Im Magen und Darm hast du ja keine Zähne. Schlingst du aber dein Essen in der Eile immer nur herunter, ohne gut zu kauen, entstehen Probleme wie chronische Blähungen oder Durchfall. Aus schlecht gekauter Nahrung können nur spärlich Energie und Nährstoffe gewonnen werden. Wenn du dir beim Essen Zeit lässt, kann dein Gehirn, in dem das Hungergefühl entsteht, das Essen mit verarbeiten und Bescheid geben, wenn du wirklich satt bist. Generell essen alle Menschen viel zu hastig. Je mehr du dir für dein Essen Zeit nimmst, desto entspannter und ausgeglichener wirst du im Alltag sein.

Achtsamkeit kultivieren

Verwundert bin ich oft, wenn ich sehe, dass Menschen für ihr Auto Unsummen ausgeben, bei der Nahrung aber richtig knauserig werden. Alles, womit wir unserem Körper und Geist nähren, sollte von allerbester Qualität und so wenig wie möglich von der Natur entfernt sein. Nahrungsmittel, die nicht chemisch behandelt wurden, sind für unseren Körper und unsere Umwelt eine Wohltat und schenken uns Kraft und Energie. Umdenken und das Kultivieren von einer liebevollen Achtsamkeit uns und der Welt gegenüber, ist wichtig. Versuche im Alltag genauer darauf zu schauen, womit du deinen Körper und deinen Geist nährst. Überprüfe, ob es ein gesundes Gleichgewicht gibt. Je klarer und feiner du mit dieser Aufmerksamkeit wirst, desto mehr Lebensqualität wirst du verspüren.

Metta-Meditation

Die Metta-Meditation ist eine der ältesten buddhistischen Meditationstechniken. Im Westen sagen wir auch gern Herzensgüte-Meditation dazu. Sie ist eine klärende, öffnende Technik, die für jeden Menschen geeignet ist und zu jeder Tageszeit geübt werden kann. Um dein Essen noch liebevollere Energie zu schenken, kannst du diese Meditationstechnik anwenden. Sie überträgt sich bis in den kleinsten Winkel deines Wesens und des gesamten Universums. In dieser Meditationspraxis geht es darum, uns selbst und anderen (auch Lebewesen, mit denen wir Schwierigkeiten haben) mit echtem, fürsorglichem Interesse zu begegnen. Die Metta-Meditation fördert Verbundenheit, Harmonie und universelle Liebe. Herzensgüte kann erlernt werden. Wenn wir Herzensgüte üben, lösen wir uns von automatischer Kritik, die wir im Alltag oft leichtsinnig rausschleudern und lernen, wie wir uns und anderen liebevoll und mit offenem Herzen begegnen können. Herzensgüte fängt damit an, dass wir das Gute im anderen suchen. Natürlich müssen wir das Negative nicht vollkommen ausblenden oder vertuschen. Wenn wir uns aber immer nur darauf konzentrieren, was uns nicht gefällt, wenden wir uns leichter von der Person ab und verschließen uns. Jeder noch so unbequeme Mensch hat einen Hauch Schönes an sich. Darauf sollte der Fokus gelenkt werden. Menschen, die uns schwierig erscheinen oder die wir gar nicht ausstehen können, sollten wir nicht ablehnen.

Wenn wir uns erlauben, die Distanz aufzulösen, kann eine tiefe Verbundenheit entstehen. Das funktioniert auch, wenn wir dieser Person gar nicht mehr begegnen. Das Gefühl vom „Getrenntsein" können wir so überwinden. Die Metta-Meditation hilft dabei, negative Gefühle zuzulassen, sie zu umarmen – und liebevoll wieder ziehen zu lassen. Durch diese Meditation lernen wir Selbstliebe, Akzeptanz und Anerkennung. Bedingungsloses Wohlwollen aller Lebewesen. In der Metta-Meditation sprechen wir innerlich Sätze, in denen wir erst uns selbst und dann auch anderen alles erdenklich Gute wünschen. Besonders Menschen, mit denen wir es vielleicht schwerer haben. Es geht nicht darum, irgendwelche Gefühle zu erzeugen. Auch nicht darum, jemanden, den wir nicht mögen, auf einmal zu lieben. Die Energie, die wir in der Metta-Meditation kreieren, ist ausschlaggebend. Setze dich aufrecht hin. Du kannst diese Meditation auch im Liegen machen. Schließe die Augen sanft. Wenn es dir schwerfällt, kannst du sie auch geöffnet lassen. Wiederhole innerlich:

Möge ich geborgen sein.
Möge ich glücklich sein.
Möge ich gesund sein.
Möge ich unbeschwert leben.

Wiederhole die Sätze nacheinander. Mach das für ein paar Minuten, sodass es angenehm für dich ist. Die Aufmerksamkeit liegt auf den Sätzen, der Atem fließt ganz natürlich. Dadurch sähst du Selbstliebe in dir und lernst, dich mehr zu akzeptieren. Danach denkst du an jemanden, der dir geholfen, dich inspiriert oder dir etwas Gutes getan hat. Wiederhole innerlich den Namen der Person. Egal, ob du den Menschen schon getroffen hast oder nicht. Drücke innerlich Dankbarkeit und Wohlwollen aus. Wiederhole das, was du dir selbst gewünscht hast:

Mögest du geborgen sein.
Mögest du glücklich sein.
Mögest du gesund sein.
Mögest du unbeschwert leben.

Nun wiederhole die Sätze für jemanden, der gerade Kraft braucht, weil er krank ist, leidet oder Hilfe benötigt. Sprich innerlich den Namen der Person.

Mögest du geborgen sein.
Mögest du glücklich sein.
Mögest du gesund sein.
Mögest du unbeschwert leben.

Anschließend erinnere dich an eine Person, die dir ab und zu begegnet, du aber keinen direkten Kontakt hast. Spüre ganz klar die Anwesenheit dieser Person und wiederhole im Geiste:

> Mögest du geborgen sein.
> Mögest du glücklich sein.
> Mögest du gesund sein.
> Mögest du unbeschwert leben.

Jetzt denke an eine Person, mit der du Schwierigkeiten hast, die deine Knöpfe drückt, bei der es dir schwerfällt, du selbst zu sein. Flüstere innerlich den Namen und wiederhole im Geiste:

> Mögest du geborgen sein.
> Mögest du glücklich sein.
> Mögest du gesund sein.
> Mögest du unbeschwert leben.

Zu guter Letzt beschenke alle Lebewesen mit deiner Herzensgüte. Wiederhole:

> Mögen alle Lebewesen geborgen sein.
> Mögen alle Lebewesen glücklich sein.
> Mögen alle Lebewesen gesund sein.
> Mögen alle Lebewesen unbeschwert leben.

Am Anfang klingt es vielleicht alles noch ein wenig holperig und fühlt sich seltsam an. Auch Meditation bedarf der Übung. Das ist völlig normal. Du erschaffst mit der Metta-Meditation eine positive Schwingung und Herzensgüte, auch wenn es dir komisch vorkommt. Wenn du täglich für ungefähr 5–10 Minuten die Metta-Meditation übst, wird sich dein Herz mehr und mehr öffnen. Für dich und alle anderen Lebewesen. Du wirst liebevoller und gelassener mit dir und deinen Mitmenschen umgehen. Und sie mit dir! Probiere es aus.

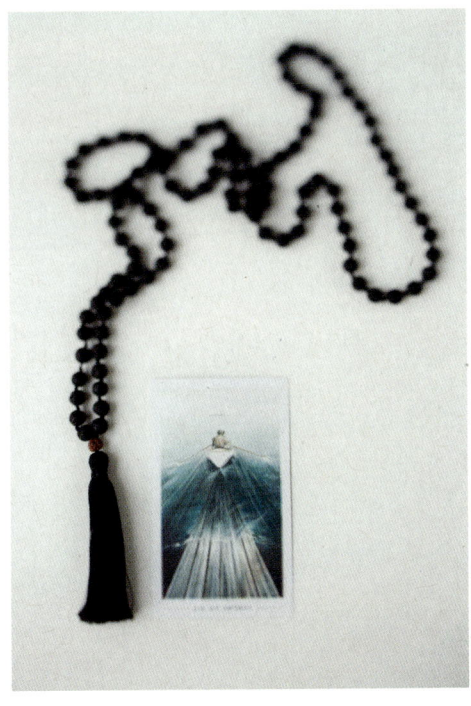

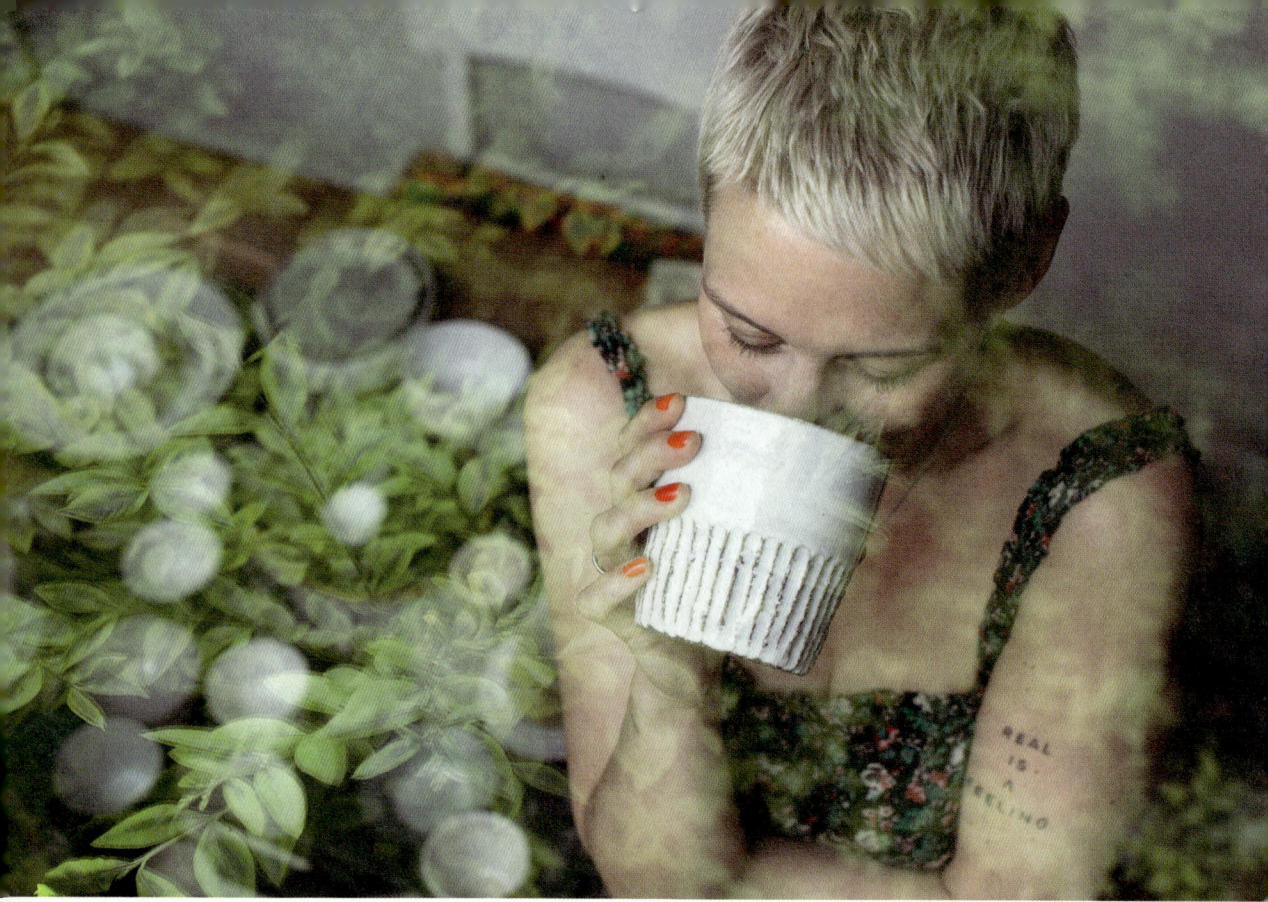

Dein 3-Tages-Programm zum Ausprobieren

Du hast jetzt Lust, dein Leben zu verändern? Makrobiotik richtig in deinen Alltag zu integrieren? Dann fang ganz sachte an! Ich habe dir ein kleines Programm zusammengestellt, das dir helfen soll, dich für drei Tage zu orientieren. Wir starten mit „nur" drei Tagen, damit du erst mal fühlen kannst, ob es wirklich in dein Leben passt. Es nützt nichts, wenn du gleich in die Vollen gehst. Wenn es dir Freude macht, kannst du dir dann deine Tagespläne selbst schreiben und die Rezepte und Übungen, die ich hier vorstelle, nach deinen Vorstellungen kombinieren.

Samstag

Frühstück
Misosuppe
Zwei gebratene Mochis mit Tamari gesalzen (Seite 103)

Lunch
Bancha Tee
Rettich-Adzukibohnen-Reisgericht
mit Sellerie-Pickles (Seite 209)

Abends
Rote-Bete-Suppe (Seite 139)

Achtsamkeitsübung
Metta-Meditation (Seite 229)

Sonntag

Frühstück
Vegane Waffeln mit Amazake (Seite 142)

Lunch
Getreidekaffee
Gebackener Kürbis mit Wirsing (Seite 116)

Abendbrot
Ohsawa-Brot mit Miso-Aufstrich (Seite 188 und Seite 192)

Achtsamkeitssübung
Jeden Bissen 60-mal kauen. (Seite 228)

Montag

Frühstück
Kukicha Tee (Seite 216)

Getreidebrei mit Gomasio (Seite 94)

Lunch
Hirse-Allerlei (Seite 131)

Abendbrot
Getreidebratlinge + Shoyu-Ingwer-Sauce (Seite 118 und Seite 203)

Achtsamkeitsübung. Fünf Minuten in Stille sitzen.

Diese Übung kannst du überall machen. Finde einen Ort, an dem du dich wohlfühlst, stelle sicher, dass du für fünf Minunten unerreichbar bist. Schließe deine Augen, lasse deinen Atem ganz natürlich fließen und beobachte wie deine Gedanken hin und her schwirren, ohne ihnen wirklich Beachtung zu schenken. Du wirst deutlich spüren können, wie sich mit der Zeit deine Gedanken entwirren und du mehr inneren Raum wahrnehmen kannst.

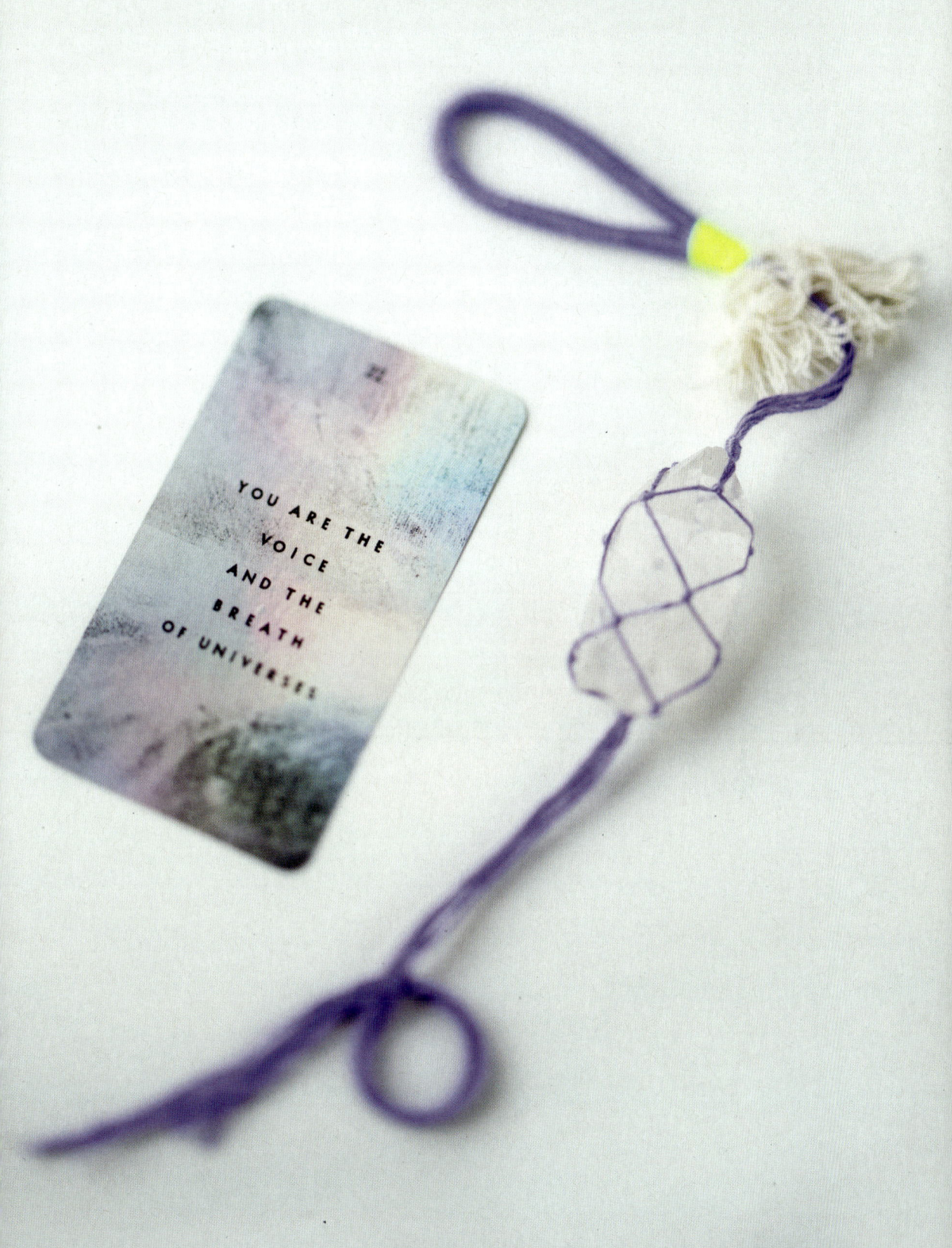

Wem ich von Herzen danken möchte ...

... Meinen zauberhaften Kindern Nilas und Nika. Ich danke euch für euer Verständnis, eure Geduld, den leckeren Tee mit den Worten „Mama, du schaffst das!", wenn ich kurz davor war, zu verzweifeln. Ihr seid so toll!

... Meinem großartigen Mann, der stets im Wirbelsturm die Ruhe behält, mich so nimmt, wie ich bin und mir den nötigen Raum und die Liebe schenkt, mich weiterzuentwickeln.

... Anne Petersen, die sofort an mich und mein Projekt geglaubt und mir die absolute künstlerische Freiheit geschenkt hat. Danke für deine großartige Unterstützung, deine Ruhe und Kraft, ich hätte mir niemand anderes an meiner Seite vorstellen können!

... Maria Schiffer, die mich auf meinem Blog seit Jahren mit ihren wundervollen Bildern begleitet. Durch dich bekommt meine Arbeit erst eine Seele. Ich danke dir von Herzen für diese spannende Reise, deine Geduld, deine unbändige Professionalität, deine unvergleichliche Klarheit, deine unbändige Hingabe und natürlich deine Freundschaft, die mir sehr viel bedeutet!

... Kerstin Fiebig, für die Gestaltung des Buches. Mit deiner Wärme, Ruhe, Klarheit und deinem Verständnis war es mir eine Freude, mit dir an diesem Buch zu arbeiten. Gemeinsam mit Maria hast du ein wundervolles Buch geschaffen, das mich unheimlich glücklich macht. Danke dafür!

... Naomi Bubis, du bist ein wundervoller Mensch! Danke für deine Unterstützung und Beherbergung in Tel Aviv während des Schreibens. Schön, dass es dich gibt!

... Suzee Edwards: You are a Jewel!

... The Handel Group, meine Coaching-Agentur, ohne die ich nie den Mumm gehabt hätte, mich überhaupt der Welt zu zeigen!

... Meinen wundervollen Lesern möchte ich besonders danken, denn ihr gebt mir die Inspiration und Kraft, solche Projekte durchzuführen.

... Tina Kami von Uglyduckly, die mit ihrer wunderschönen Keramik meinen Gerichten Leben eingehaucht hat. Ich liebe deine Kunst!

... Elke Brand, die mich immer ermutigt hat, endlich ein Buch zu schreiben.

... Matthias Fautz, der mich in meinen frühen Jahren der Makrobiotik begleitet und mich viele Jahre auf allen Ebenen unterstützt hat. Danke!

... Hildegard & Werner Biller, die mit ihrem Retreat Center SOAMI der Makrobiotik so viel Raum geben. Ihr seid so inpirierend!

... René Levy, einem meiner wichtigsten Lehrer, der leider nicht mehr unter uns weilt.

... Familie Nelissen & das fantastische Kushi Institut in Amsterdam, in dem ich viel gelernt habe.

... Klaus Schuhbring, meinem ersten makrobiotischen Berater, für seine Lebensklugheit, Wärme, Humor und das stetige Zurechtrücken.

... Imke Lamberts, mit ihrem makrobiotischen Laden „Fröhlicher Reisball", die Makrobiotik mit viel Liebe und Wissen teilt.

... Julia Hermesmeyer und Hanna Sin vom Berliner Label dzaino.com für die tolle Schürze in diesem Buch.

Tipps

Bücher, die ich empfehlen möchte
Makrobiotik

Herman Aihara _ Makrobiotik: Eine Einladung zu Gesundheit und Glück

Michio Kushi _ Das große Buch der makrobiotischen Ernährung
                        und Lebensweise

Cornelia Aihara _ Von Kopf bis Fuß natürlich heilen mit Makrobiotik

Georges Ohsawa _ Lebensführer Makrobiotik

Michio Kushi _ Natürliche Heilung mit Makrobiotik

Georges Ohsawa _ Zen Makrobiotik

Michio Kushi _ Das große Buch der Makrobiotik

Spirituelle Bücher

Pema Chödrön _ Meditieren – Freundschaft schließen mit sich selbst

Osho _ Leben, Lieben, Lachen

Mooji _ Bevor Ich Bin – die direkte Erkenntnis der Wahrheit

Sharon Salzberg _ Umarme deinen Feind

Jack Kornfield _ Das weise Herz

Sally Kempton _ Meditation – Das Tor zum Herzen öffnen

B.K.S Iyengar _ Licht fürs Leben

Tara Brach _ Mit dem Herzen eines Buddha

Elena Brower _ Practice you

Lauren Zander_ Maybe it's you

Makrobiotische Lebensmittel und Zubehör

www.makrobiotik.com

www.makrobiotik-perlen.de

www.fröhlicherreisball.de

www.deshima.eu